斎藤 環
筑波大学社会精神保健学 教授
著＋訳

オープンダイアローグ
とは何か

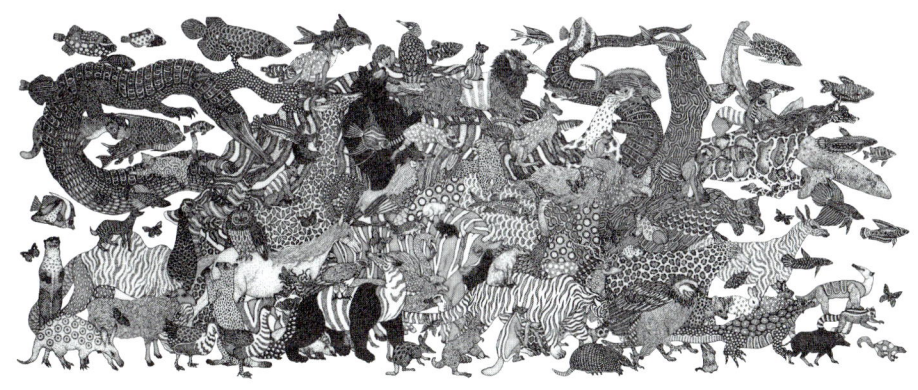

医学書院

オープンダイアローグとは何か

発　行	2015年7月1日　第1版第1刷Ⓒ
	2023年5月15日　第1版第10刷

著　訳　　斎藤　環
　　　　　さいとう　たまき

発行者　　株式会社　医学書院
　　　　　代表取締役　金原　俊
　　　　　〒113-8719　東京都文京区本郷1-28-23
　　　　　電話　03-3817-5600（社内案内）

印刷・製本　アイワード

本書の複製権・翻訳権・上映権・譲渡権・貸与権・公衆送信権（送信可能化権を含む）は株式会社医学書院が保有します。

ISBN978-4-260-02403-7

本書を無断で複製する行為（複写，スキャン，デジタルデータ化など）は，「私的使用のための複製」など著作権法上の限られた例外を除き禁じられています．大学，病院，診療所，企業などにおいて，業務上使用する目的（診療，研究活動を含む）で上記の行為を行うことは，その使用範囲が内部的であっても，私的使用には該当せず，違法です．また私的使用に該当する場合であっても，代行業者等の第三者に依頼して上記の行為を行うことは違法となります．

JCOPY 〈出版者著作権管理機構　委託出版物〉
本書の無断複製は著作権法上での例外を除き禁じられています．複製される場合は，そのつど事前に，出版者著作権管理機構（電話 03-5244-5088，FAX 03-5244-5089，info@jcopy.or.jp）の許諾を得てください．

オープンダイアローグとは何か
目次

第 1 部　解　説
オープンダイアローグとは何か　斎藤環

009　**はじめに**　それは"本物"だろうか？

019　**1　オープンダイアローグの概略**
全体をざっくりつかんでみよう　019
どんなルールで進められるのか　023
リフレクティングとは何か　025

028　**2　オープンダイアローグの理論**
ミクロポリティクス　029
詩学1　不確実性への耐性　031
詩学2　対話主義　033
詩学3　社会ネットワークのポリフォニー　038

041　**3　オープンダイアローグの臨床**
それはどんな経験だったのか　041
ミーティングの実際　043
実践のための12項目　046

051　**4　オープンダイアローグとその周辺**
ポストモダン　051
オートポイエーシス　053
精神分析　056
ケロプダス病院の実情　059
「べてるの家」との類似性　061

064　**5　本書に収録した論文について**

073　**おわりに**　私たちに「不確かさへの耐性」はあるか

実践者たちによる厳選論文 第2部
オープンダイアローグの実際

1　精神病急性期への オープンダイアローグによるアプローチ
──その詩学とミクロポリティクス

The Open Dialogue Approach to Acute Psychosis:
Its Poetics and Micropolitics.
Jaakko Seikkula & Mary E. Olson

081

2　精神病的な危機において オープンダイアローグの成否を分けるもの
──家庭内暴力の事例から

Open Dialogues with Good and Poor Outcomes for Psychotic Crises:
Examples from Families with Violence.
Jaakko Seikkula

117

3　治療的な会話においては、 何が癒やす要素となるのだろうか
──愛を体現するものとしての対話

Healing Elements of Therapeutic Conversation:
Dialogue as an Embodiment of Love
Jaakko Seikkula & David Trimble

149

用語解説　182
索引　194
著訳者紹介　205

あとがき　199

［カバー作品］
冨谷悦子「無題（19）」2007
銅版画 H160×W400mm
©Etsuko FUKAYA
Courtesy of YAMAMOTO GENDAI

本文イラスト　萩原亜紀子
ブックデザイン　加藤愛子（オフィスキントン）

第1部
オープンダイアローグとは何か

斎藤 環

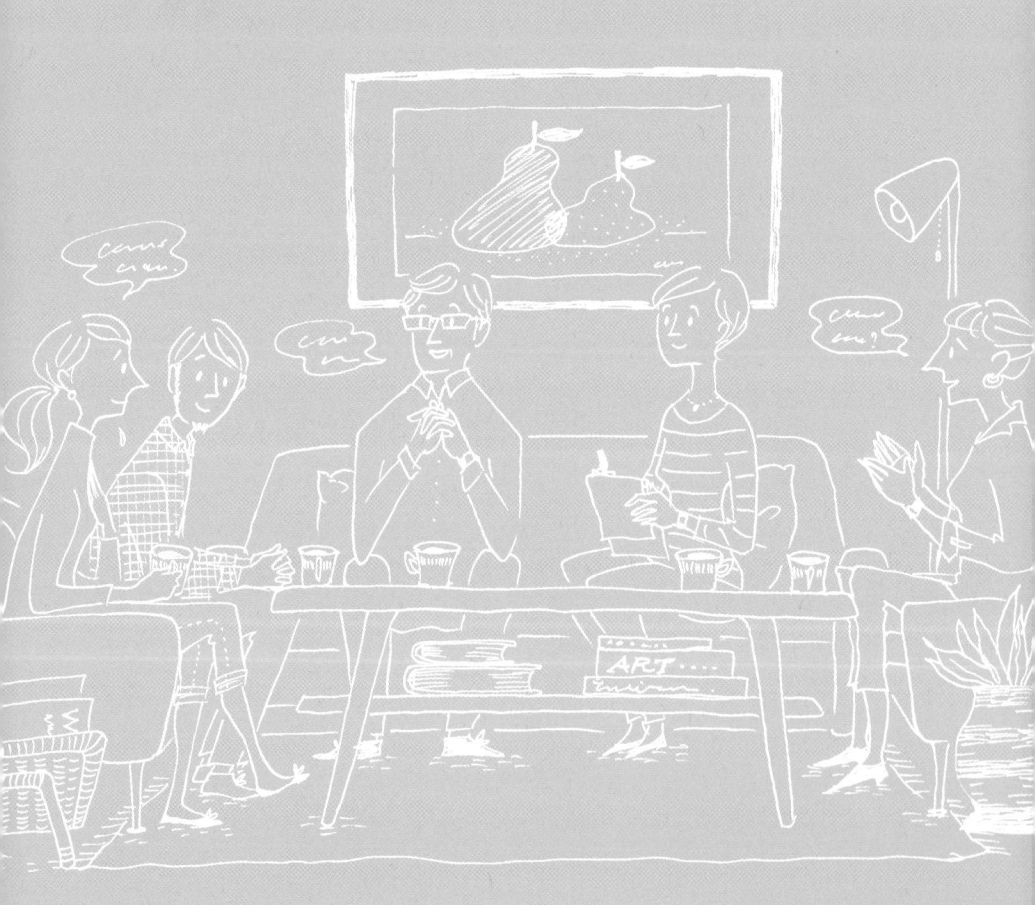

はじめに

それは"本物"だろうか？

対話の力？　薬を使わない？　反精神医学？

　フィンランドでは統合失調症に対する画期的な治療がおこなわれているらしい。そんな噂を耳にしたのは、2013年暮れのことでした。『アディクションと家族』という雑誌に掲載するための対談があり、その席上で斎藤学（さとる）先生が、何気なくつぶやいたのです。「そういえばフィンランドでは、オープンダイアローグという治療が話題になっているらしいね」と。

　その夜帰宅してから、耳慣れないその名前のメモを頼りにネットで検索してみました。日本語のサイトでは情報があまり見当たらなかったのですが、同名映画（DVD）の解説や感想がヒットして、どうやら統合失調症に対する家族療法的なアプローチらしいことまではわかりました。なんでも対話の力で、薬物をほとんど使わずに統合失調症を治すというのです。

　正直に言えば、最初は半信半疑でした。医療不信が広がるなかで、「あらゆるワクチンは有害である」とか「抗がん剤は無意味」といったデマゴーグが飛び交っています。精神障害にはいっさい薬物治療をおこなうべきではないと主張する医師さえいます。このオープンダイアローグなる治療にしても、せいぜいマイナスイオンとかEM菌のたぐいのニセ科学か、うさんくさい代替療法なのではない

か。そうした疑いがぬぐえませんでした。

　どれほど精神療法〔注〕志向の医師でも、統合失調症だけは薬物療法が必須であると考えています。かつて反精神医学運動のなかで、薬物投与や行動制限をしない治療の試みが何度かなされ、ことごとく挫折に終わっているという苦い記憶もあります。統合失調症だけは薬を用いなければ治らない。それどころか、かつて早発性痴呆と呼ばれたように、放置すれば進行して荒廃状態に陥ってしまう。これは精神医学において専門家なら誰もが合意する数少ないハード・ファクトのひとつです。少なくとも、そう信じられています。

　十分な薬物治療をせずに、もし患者が事件を起こしたり自殺したりした場合、担当医は確実に法的責任を問われるでしょう。繰り返しますが、ほとんどの精神科医にとって、統合失調症とはそのような病気です。さらに言えば、かつて多くの精神科医が、統合失調症の診断と治療に、みずからの存在意義を賭けてきたという歴史的経緯もあります。それが薬物を使わずに治ると言われても、にわかには信じられません。

　しかし矛盾するようですが、「統合失調症が治る」と言われなければ、私はオープンダイアローグにさしたる関心を持たなかったと思います。うつ病が治る、ひきこもりがよくなると言われても、「ふーんそれは素晴らしいですね」という感想を持つだけで、すぐ忘れてしまったと思います。

衝撃の治療成績

　ともあれ私は、現地で治療過程を記録したという、そのドキュメンタリー映画をさっそく注文してみました（ダニエル・マックラー監督の"Open Dialogue:An Alternative, Finnish Approach to Healing Psychosis"．現在は

注……「精神療法」だろうが「心理療法」だろうがどうでもいいのですが、いちおう私は精神科医だし、雑誌『精神療法』へもたびたび寄稿はしているしというとても些末な事情から、本書では「精神療法」で統一しました。

YouTubeで、日本語字幕付きで見ることができる)。

　映画の舞台は西ラップランド、トルニオ市の精神科病院であるケロプダス病院。家族療法を専門とする臨床心理士であり、ユバスキュラ大学教授のヤーコ・セイックラ氏が治療の中心人物です。映画は治療スタッフのインタビュー(英語)が中心で、治療場面らしきものは少ししか出てきません。**しかし、映画に登場する病院スタッフたちが語る内容は、実に驚くべきものでした。**

　この治療法を導入した結果、西ラップランド地方において、統合失調症の入院治療期間は平均19日間短縮されました。薬物を含む通常の治療を受けた統合失調症患者群との比較において、この治療では、服薬を必要とした患者は全体の35%、2年間の予後調査で82%は症状の再発がないか、ごく軽微なものにとどまり(対照群では50%)、障害者手当を受給していたのは23%(対照群では57%)、再発率は24%(対照群では71%)に抑えられていたというのです。そう、なんとこの治療法には、すでにかなりのエビデンス(医学的根拠)の蓄積があったのです。

　くどいようですが繰り返します。私自身もそうですが、入院と薬物治療によって統合失調症にかかわってきた医師ほど、この治療成績に衝撃を受けるでしょう。これらの数字が事実なら、それはほとんど"魔法のような治療"と呼んでも差し支えありません。しかし、すでにこの治療は1980年代から着実に成果を上げつつあり、フィンフンドでは公的な医療サービスに組み込まれて、希望するものは無料で治療が受けられるというのです。

そして論文の説得力

　まだ半信半疑のまま、セイックラ教授の論文を検索してみました。

彼の主要な論文は、家族療法分野では一流誌とされる *Family Process* に掲載されており、さいわいそのほとんどはインターネット上で読むことが可能です。著作もすでに共著が 2 冊刊行されており、そのうち 1 冊は Amazon で注文できます。さっそく取り寄せて読んでみました。

　結論から言いましょう。いまや私は、すっかりオープンダイアローグに魅了されてしまっています。ここには確実に、精神医療の新しい可能性があります。すでに私は、ふたつの計画を構想中です。ひとつは、セイックラ教授の主著を翻訳出版すること。これはすでに現在進行中です。そしてもうひとつは、彼の治療実践を日本にも導入し、臨床場面での検証と応用を試みることです。

　こうした反応は、なにも私だけではありません。看護師や PSW、臨床心理士や家族療法家など、いまや多くの専門家がオープンダイアローグに注目しています。

　2015 年 3 月に元ケロプダス病院のスタッフだった精神科医カリ・バルターネン氏が来日しておこなった講演会には、ほとんど広報しなかったにもかかわらず、50 名以上の専門家が集まりました。翌 4 月に台湾の家族療法家が主催したセイックラ教授の有料のワークショップにも、100 名以上の学生や専門家が参加しました。

「いちばん開いているときだからね」

　専門家の反応といえば、私には忘れがたいエピソードがあります。

　神田橋條治先生といえば、さまざまな意味でカリスマ的な名人芸を誇る精神科医として有名ですが、氏の名声を高からしめた業績のひとつに「自閉の利用」というものがあります。

　これは簡単にいえば、こういうことです。統合失調症患者が他者

との交流を絶って自分の世界に閉じこもる「自閉」的な態度を性急に批判したり治療しようとするべきではない。むしろそうした態度を尊重する姿勢のほうが、精神療法的な態度である。このような氏の主張は、当時の精神医学界に大きな衝撃をもって迎えられました。

しかし、「自閉」と「開かれた対話」とでは、ほとんど目指す方向が真逆です。はたして神田橋先生ならどうお考えだろう。そんなおり、たまたまある学会で幸運にも先生と立ち話をする機会があり、さっそく聞いてみました。「オープンダイアローグという治療法があって、手法はこれこれ、先生はどう思われますか？」と。

先生の答えはきわめて明快でした。

「ああ、それは効くだろうね。いちばん"開いて"いるときだからね」

即答でした。これには「さすがは名人」と感服したものです。ちょっと解説しておきましょう。

"開いている"とはどういう意味なのか。統合失調症という疾患は、その病理を簡単に説明するのはきわめて難しいのですが、あえてひとことで言えば、「自分と他者の境界があいまいになる病気」と考えられます。自分の考えたことが"だだ漏れ"になったり、他人の考えがどんどん入り込んでくるような感覚を訴えることがよくあります（思考伝播、思考吹入）。某有名漫画の影響で、これを「サトラレ」と呼ぶ人もいます。心の声が外から聞こえてくれば、「幻聴」という症状になります。

この状態は、ふたんは自分を守るためにある他者とのあいだの壁が壊れてしまい、外からのノイズを含むさまざまな刺激が、心の中にどんどん入り込んでくるような状態にたとえることができます。神田橋先生は、この状態を"開いている"と表現されたわけです。

開いているからこそ、有害なノイズを避けるための「自閉」は尊

重されるべきです。しかし、開いているからこそ、治療的な刺激としての「開かれた対話」が効力を発揮するとも考えられるのです。ここに矛盾はありません。

よいたとえかどうかわかりませんが、身体のバリアとしての免疫力を低下させると、感染症の危険が高まりますが、臓器移植はしやすくなります。他者に向けて開かれた状態においては、「有害な」他者の被害を受けやすくなるぶん、「有益な」他者の受け入れも容易になる。その意味でオープンダイアローグとは、有益な他者の受け入れを容易にするための技術なのかもしれません。

経験を積んだ専門家ほど納得する

こうした反応は、神田橋先生に限ったことではありません。むしろ私が尊敬している優れた臨床家の多くが、この治療法に強い関心を示しています。それはある意味当然のことで、オープンダイアローグとは、これまで長い歴史のなかで蓄積されてきた、**家族療法、精神療法、グループセラピー、ケースワークといった多領域にわたる知見や奥義を統合したような治療法なのです**。

経験を積んだ専門家ほど、その手法と思想を聞いて「これは効かないほうがおかしい」と感じてしまうのは無理もありません。私自身が文献を読んだだけで、これほど入れあげてしまったのもおわかりいただけるでしょう。それほどこの「開かれた対話」には確たる手応えがあったのです。

オープンダイアローグの発想は、何もないところから急に出現したわけではありません。あとで述べるとおり、思想的には社会構成主義やポストモダン思想、治療法としてはシステム論的家族療法やナラティブ・セラピー、リフレクティング・プロセスといった複数

の技法から大きな影響を受けています。

　また、オープンダイアローグとの影響関係は定かではありませんが、薬物療法に依存しないコミュニティケアの試みは、D. クーパーの「ヴィラ 21」や R.D. レインの「キングズレイ・ホール」がよく知られています。こうした反精神医学の文脈とは別に、L. モッシャーらによって創始された「ソテリア・プロジェクト」も、世界各国で試みられています。

　このほか私がオープンダイアローグに近い治療実践として思い浮かべたのは、フランスのラ・ボルド精神病院における「制度を使った精神療法」です。精神分析家で思想家のフェリックス・ガタリは、この病院に 1950 年代半ばから 1992 年の死まで勤務していたことでも知られています。

　ここでの治療は見方によってはオープンダイアローグよりもラディカルで、患者とスタッフの区別すらも撤廃してしまうようなものでした。患者とスタッフが協働しつつ、治療システムのあり方そのものを書き換え続けていくというもので、診断・治療といった硬直的な枠組みを拒絶するところや、専門家も患者もシステムの一部としてとらえるところなどは、オープンダイアローグによく似ています。

　ただトレーニングや専門性までも排除してしまうとなると、ちょっと行きすぎの気もします。オープンダイアローグのように、必要最低限の専門性を維持しつつ、治療システムを構築するほうが現実的であるようにも思えるのです。

フィンランドでは公費医療の対象

　ラ・ボルドの実践についてはともかく、オープンダイアローグに

よる治療成績は、ここにあげたコミュニティケアのそれをはるかに上回ります。比較的うまく行っているソテリア・プロジェクトですら、薬物治療とほぼ同等という評価ですから、ほかは推して知るべしでしょう。

　もちろん、セイックラ教授らが示している統計データはエビデンスとしては弱い、という批判も出されています。私もこうした、オープンダイアローグについて懐疑的な姿勢まで排除しようとは思いません。たとえフィンランドでは有効であっても、日本の臨床にそのまま導入することができるかどうか。精神疾患への偏見がまだまだ根強いこの国で、家族や関係者の前で、精神的問題を自己開示してもらうことは可能かどうか。オープンダイアローグに関して、今ものすごく前のめりになっている私にすら、すでに多くの課題が見えています。

　ただエビデンスについてちょっとだけ弁明しておくなら、何のエビデンスもない「治療プログラム」が、フィンランドにおいて公費負担医療の支援を受けられるとは考えにくいように思います。

　ケロプダス病院では、後述するとおり、電話によるすべての相談依頼に24時間以内に治療チームが対応する方針をとっています。限られたスタッフでこの体制をパンクせずに回すことができている事実もまた、オープンダイアローグの有効性の傍証となりうるのではないでしょうか。有効性の低い治療法が、むしろ治療対象の患者を増やす結果につながることは、SSRIが導入された各国において軒並み、うつ病患者が増加していることからも明らかです。

「有効かどうか」ではなく「なぜ有効か」

　しかし繰り返しますが、本音を言えば、**エビデンス以上に説得的**

だったのは、セイックラ教授らによる理論構築の手堅さです。彼らはもはや「オープンダイアローグが有効かどうか」を問題にしていません。彼らの調査研究はすでに「なぜオープンダイアローグがこれほど有効なのか」という立場からなされています。

インチキな代替医療の提唱者の宣伝文は、しばしばコピペと見まがうような同じ主張の繰り返しで、創造性のかけらも見当たりません。しかしセイックラ教授らの理論展開は、「オープンダイアローグの有効性」をさまざまな角度から検討しており、失敗事例の検討も含め、その姿勢はきわめてフェアでオープンです。

もう一点付け加えるなら、オープンダイアローグはあくまでも複数の専門家が協働で発展させてきたものであり、セイックラ教授はそのスポークスマンのひとりという立場を貫いています。原著論文を数多く執筆しながらも、いまだに単著については禁欲的です。

何が言いたいのかといえば、オープンダイアローグの理論は、ひとりのカリスマ的な理論家のナルシシズムに奉仕するためのものではない、ということです。

ラカン派をはじめとする精神分析理論は、多かれ少なかれカルト化や教祖の絶対視を免れませんでした。特にラカン派の一部に顕著な傾向として、患者の言葉以上に原典教義の解釈が優先され、難解なジャーゴン(業界用語)が飛び交う秘教的空間をつくり上げることがよくあります。理論的な正当性はともかくとして、これでは臨床場面では使いものになりません。

ここにはとんでもない鉱脈が……

私がオープンダイアローグに惚れ込んだ理由は他にもありますが、実は、それらはすべて後づけです。シンプルに言い切ってしまえば、

要は私の臨床家としての直感です。「オープンダイアローグ」という単語を聞いた瞬間から、直感がずっと囁いているのです。「ここにはとんでもない鉱脈がある」と。比較するのもおこがましいですが、はじめてフロイトの著作に接したときの古澤平作氏も、精神分析に対して同じ予感を抱いたのではないでしょうか。

＊

　だいぶ前置きが長くなってしまいました。本書のメインは、オープンダイアローグの発展と普及に寄与してきたユバスキュラ大学のヤーコ・セイックラ教授による論文3本の翻訳です。オープンダイアローグの全体的な解説と、よい治療成果を上げるための工夫、改善をもたらしてくれる要因の分析がそれぞれのテーマです。

　できるだけ読みやすくなるように、部分的には"超訳"したところもありますが、なにせ専門誌に掲載された原著論文なので、それでも難しく感じる人もいるでしょう。手っ取り早くわかってもらうべく、この章では私なりの解説を試みることにしました。

　妙にハイテンションな感想文の域を出ないかもしれませんが、オープンダイアローグという"冴えたやり方"をはじめて日本に紹介する著作にかかわったものの高揚感として、ご寛恕ねがえれば幸いです。

　以下、オープンダイアローグについて私なりの解説を試みていきます。まずはオープンダイアローグの概略を示し、続いて実践の背景にある考え方、思想を解説します。そして、症例などを引用しながら、具体的な手法について解説をしていく予定です。概略→思想→マニュアルという、やや変則的な流れですが、おそらくオープンダイアローグに関しては、この順番のほうが頭に入りやすいのではないかと判断しました。

1
オープンダイアローグの概略

全体をざっくりつかんでみよう

拍子抜けするほどのシンプルさ

　それではあらためて問うてみましょう。オープンダイアローグとは何なのか。

　オープンダイアローグは、ときに「急性期精神病における開かれた対話によるアプローチ Open Dialogues Approach in Acute Psychosis」と呼ばれるように、主たる治療対象は発症初期の精神病とされています。

　セイックラ教授の著書や論文を読んでいると、治療の対象は統合失調症に限定されてはいないようです。提示されている事例も、うつ病、PTSD、家庭内暴力などさまざまで、なかには小学校教育での応用例も紹介されていました。台湾でのワークショップで教授に質問した際には、薬物依存症の治療経験もあるとのことでした。実は「オープンダイアローグは依存症向きではない」といった答えを予期していたのですが、「時間はかかるが不可能ではない」と。

　これほど応用範囲が広く、有効な治療となれば、さぞ人手も手間もかかる治療法ではないかと身構えたくなりますが、その手法は拍

子抜けするほどシンプルなものです。特別な道具や設備もいりません。複雑な理論や資格も、さしあたり不要です。その意味からも、文字どおり「開かれた対話」の実践なのです。

セイックラ教授はオープンダイアローグが「技法」や「治療プログラム」ではなく、「哲学」や「考え方」であることを繰り返し強調しています。しかしそうは言っても、実践においては一定の手順というものがあるわけで、ここではその実践について、おおまかな流れをまず見ていこうと思います。

即座にチームで会いに行く

患者もしくはその家族から、オフィスに相談依頼の電話が入ります。このとき、電話を受けるのは医師だったり看護師だったり心理士だったりPSWだったりとさまざまです（実際には看護師が多いようです）。いずれにしても、最初に相談を受けた人が責任を持って治療チームを招集し、依頼から24時間以内に初回ミーティングがおこなわれます。

参加者は患者本人とその家族、親戚、医師、看護師、心理士、現担当医、そのほか本人にかかわる重要な人物なら誰でもいいのです。このあたりの非常に「オープン」なところが、この治療法の特徴です。このミーティングは、しばしば本人の自宅でおこなわれますが、場所は別にどこでも構いません。初期のオープンダイアローグは病棟でおこなわれていましたし、ホテルの一室でおこなわれる場合もあります。

ここで、治療チームについても説明しておきましょう。オープンダイアローグの源流は家族療法です。このため、オープンダイアローグの理論的な中核を担うのは、必然的に家族療法家ということ

になります。治療スタッフの資格は先ほども述べたとおりさまざまですが、チームの全員がケロプダス病院内で３年間の家族療法のトレーニングを受けています。

　治療対象は、最重度の統合失調症を含む多様なケースです。依頼された相談はすべて受けるという姿勢から考えても、事実上、あらゆる精神障害が対象となっていると考えられます。治療チームは数名の専門家からなるチームをつくり、危機にあるクライアント（とその家族）に即座に会いに行くわけです。

　そこでなされることは、まさに「開かれた対話」です。対話のくわしい進め方は、このあとで説明します。このミーティングは、危機が解消するまで毎日のように続けられます。

トータルに見れば低コスト

　基本的にはたったこれだけで重篤な統合失調症などが回復し、再発率も薬物療法の場合よりはるかに低く抑えられるのだというのです。フィンランドではこのサービスは無料で提供されますが、仮に有料であったとしても、伝統的な精神科治療より治療費自体が安価であるとされます。

　費用の問題は馬鹿にできません。日本における一般的な統合失調症の慢性患者がどんな治療を受けているかご存じでしょう。彼らの多くが数年から数十年といった長期間にわたる入院生活を続けており、主治医の診察は週に１回５分程度、あとは日々の服薬が彼らの安定を支えています。

　彼らが入院を余儀なくされている理由は主として社会的なものです。地域に受け皿がなく、彼ら自身も長期にわたる入院生活のなかで退院に強い不安を感じているため、しばしば病院が「終の棲家」

になります。オープンダイアローグにどれほど人件費がかかるとしても、早ければ十数回程度のセッションで治療が完了するとしたら、慢性的な入院治療に比べて、どれほどコストを低く抑えられるか想像に難くありません。

本人なしでは何も決めない

　薬物治療や入院の是非を含む、治療に関するあらゆる決定は、本人を含む全員が出席したうえでなされます。**スタッフ限定のミーティングなどはいっさいありません**。本人と家族、関係者ら全員の意向が表明されたのちに、治療の問題が話し合われます。

　仮に患者が入院した場合でも、同じ治療チームがかかわりを持ち続けます。こうした心理的連続性は、患者や関係者の安心を支えるうえで、きわめて重要な要素です。緊急事態が去り症状が改善するまで、同チームのかかわりは、本人のみならず家族に対しても続けられます。発症直後のような緊急時に、密度の高い介入をおこなうという点で、オープンダイアローグは通常の家族療法とは大きく異なっています。

「ケア」の文脈で考えてみたらどうか

　このあたりで、たぶんあなたはこう言いたいのではないでしょうか。「対話ごときで重い精神疾患が治るなら、医者はいらない。そもそも"何にでも効く"治療はインチキというのが常識ではないか。まったく中年過ぎてかかるハシカはタチが悪いね」と。

　実は私も、まだ少しはそう思うところもあります。「そんなうまい話があってたまるか」「この治療がもし本当に有効なら、最終的には精神科医がいらなくなるじゃないか」と。

たしかにこれが万能の「薬」なら、間違いなくインチキでしょう。しかし、こう考えてみてはどうでしょうか。どんな患者も看護することはできる。どんなクライアントにもカウンセリングはできる。どんな事例にもケースワークが可能だ。ならば、どんな患者とも「対話」はできるという考え方も、それほど不自然ではありません。

　治療すなわち「キュア」と考えるなら難しいことでも、「ケアに限りなく近いキュア」と考えるなら、ありそうに思えてきませんか？

　治療の現場では、キュアとケアの区別はしばしばあいまいになります。ケアだけで改善する患者もめずらしくありません。オープンダイアローグの強みは、そこにケアの要素もキュアの要素もケースワークの要素もすべて入っていることだと思います。

　その意味でこの技法は一種の「治療のインフラ」と考えることもできるでしょう。ならば問題は、「どんな対話をするか」に集約されます。つまり技術や質の問題です。

どんなルールで進められるのか

　それでは、オープンダイアローグには、いかなるルールがあるのでしょうか。以下、セイックラ教授の著作や論文をもとにまとめてみます。

電話を受けたスタッフが責任者

　ミーティングは、相談の電話を受けたスタッフが中心となって召集されます。先ほども述べたとおり、相談を受けて24時間以内に、です。オープンダイアローグでは、原則として立場の違いは考慮されません。看護師だろうと精神科医だろうと、最初に相談を受けた

スタッフが責任を持って召集することになります。

平等だが専門性は必要

クライアントやその関係者など、すべての参加者には、平等に発言の機会と権利が与えられます。**ミーティングにはファシリテーターはいますが、対話を先導したり結論を導いたりするような「議長」や「司会者」はいません**。ちなみにファシリテーターとは、中立な立場を保ちながら折に触れて話し合いに介入し、議論がスムーズに進行するよう調整しながら、相互理解に向けて、議論を広げたり深めたりするような役割を負った人のこと指します。

また原則として、話し合いの最中には、スタッフとクライアントのあいだにもはっきりした区別はもうけません（後述する「リフレクティング」の場合などは別ですが）。ただしこれは、「専門家」や「患者」の立場を否認する、という意味ではありません。オープンダイアローグでも患者（patient）ないし専門家（professional）という言葉は普通に用いられます。

重要なことは、オープンダイアローグにおいて「専門性」は必要ですが、「専門家が指示し、患者が従う」といった上下関係は存在しない、ということです。オープンダイアローグとは、専門家と患者が、完全に相互性を保った状態で対話をすることなのです。

そして、**これは最も重要な原則のひとつなので繰り返しますが、本人抜きではいかなる決定もなされません**。薬物や入院を含む、治療に関するあらゆる重要な決定は、本人を含む全員が出席した場面でなされます。本人のいないところで治療方針が決められることはありません。もちろんミーティングの結論によっては、薬物や入院が選択されることもあります。

薬物は「保険」

ちなみに、よく誤解されているようですが、オープンダイアローグは「反薬物治療」でも「反精神医学」でもありません。セイックラ教授自身は、診断基準や薬物治療にかなり否定的な立場ではありますが。ただ、そうした治療は必要最小限度にとどめよう、という考え方です。

急性期の統合失調症をはじめ、重篤な精神疾患にかかわる以上、万が一（つまり、オープンダイアローグがうまく行かなかった場合）のバックアップとしての薬物や入院病棟は、いわば「保険」として必要となります。オープンダイアローグがイデオロギーとしての正当性よりも患者の利益をまず第一に考える以上、これは当然のことでしょう。このあたりの柔軟性も、オープンダイアローグの魅力のひとつです。

ミーティングの最後にファシリテーターが結論をまとめます。もちろん、何も決まらないということもありえますが、そういう場合は「何も決まらなかった」ことが確認されます。ミーティングに要する時間はさまざまですが、だいたい1時間半程度で十分であるといいます。

リフレクティングとは何か

治療者たちを逆に観察する機会

対話のなかで専門家は、テーマに関連した問いかけをするか、別の専門家と感想を語り合うことができます。ここにはリフレクティング・チーム（トム・アンデルセン）の発想が活かされています。

すなわち、治療者たちが家族を（マジックミラーなどを介して）一方

的に観察するのではなく、家族にも家族についての治療者たちの話し合いを観察する機会を与える、という手法です。そして、治療者のやりとりを観察して感じたことを家族もまた話し合い、それを治療者が観察する。これを繰り返していくのです。このやりとりのなかで、当事者と家族には、苦しんできた経験を言葉で再構築する機会がもたらされるのです。

自分についての噂話を聞く仕掛け

　リフレクティングの手法は、たとえるなら「自分の目の前で自分の噂話をされる」という状況に近いように思います。

　人は往々にして、自分に直接向けられた評価よりも、誰か他人の評価を間接的に聞かされるほうが信憑性が高いと感じがちです。**「あなたはよくがんばっている」と言われるよりも、「あなたがすごくがんばっていると、○○さんが誉めてましたよ」と言われるほうがずっとうれしい。**そう感じる人は少なくないでしょう。説得や押しつけ抜きで、こちらの見解をしっかり聞いてもらう手法としても、リフレクティングはよく考えられたやり方だと思います。

　もちろんオープンダイアローグにおいては、リフレクティング・チームよりも構造化はゆるやかですし、専門家チームのやりとりもより即興的です。また、リフレクティングそのものも、せいぜい一往復（治療者のやりとりを家族が観察し、それに対して感想を述べる、というところまで）で終わることが多いようです。ただ、こうしたリフレクション（映し返し）は、情緒的な安心感をもたらし、病的なコミュニケーションから何らかのストーリーが生み出されることを助けるという意味があります。

オープンダイアローグでは、たとえ意見が対立しても、あらゆる声の存在が許容されます。意見の集約や善悪二元論的な価値判断よりも、傾聴とやりとりが推奨されます。すべてのメンバーには、同意しない自由があります。それでも、安心できる雰囲気のなかで、異なる視点を交換し続けていると、しだいにポジティブな変化が起きてくるのです。

　それゆえオープンダイアローグのゴールは、全員が合意に達することではありません。それぞれの異なった理解を、うまくつなぎ合わせ、共有することです。合意や結論は、この過程から一種の"副産物"のようにしてもたらされるのです。

2
オープンダイアローグの理論

poetics と politics

　オープンダイアローグの理論的な柱はいくつかありますが、最も重要な位置を占めるのはグレゴリー・ベイトソンのダブルバインド理論です。さらにはベイトソンの影響下で家族療法を発展させたイタリア・ミラノ派の手法も援用されています。ただし、オープンダイアローグの技法は、患者や家族を問題をかかえた存在として対象化しつつ、診察室を中心としておこなわれてきた家族療法の手法的限界を乗り越えるために開発されたという出自があります。

　この手法を支える理論には2つのレベルがあり、それぞれ「詩学 poetics」と「ミクロポリティクス micropolitics」と命名されています。また詩学には3つの原則があり、それぞれ「不確実性への耐性」「対話主義」「社会ネットワークのポリフォニー」と呼ばれています。

　詩学、対話、ポリフォニーといった用語から予想されるように、オープンダイアローグの哲学は、思想家であり文芸理論家でもあるミハイル・バフチン、および心理学者レフ・ヴィゴツキーに大きな影響を受けています。クライアントとのミーティングでは、こうした詩学の原則にもとづいて、治療的対話が生成されることになります。

「バフチンは忘れたの？」

　これは余談ですが、私には長らく、オープンダイアローグに対するバフチンからの影響がどういう文脈からもたらされたのかが謎のままでした。台湾でのセイックラ教授のワークショップが開かれた際、夕食の席で尋ねてみたところ、意外な事実がわかりました。

　教授は――現在の謙虚で温厚なたたずまいからは想像しにくいのですが――かつて（60年代？）過激派の学生だったのだそうです。このとき、さまざまなポストモダン思想家の本を読み、バフチンの本にもこの当時出会っていたとのこと。その後しばらくバフチンのことは忘れていましたが、オープンダイアローグのアイディアに煮詰まっていたとき、奥さんから「バフチンのことは忘れたの？」と指摘されて、ああそうだったと再読し、あらためてオープンダイアローグとの親和性に気づかされたのだそうです。

　もちろんナラティブ・セラピーの文脈では、バフチンはしばしば引用されるのですが、セイックラ教授は独自にバフチンの導入を考えていたようです。

ミクロポリティクス

ニーズ適合型アプローチの一部

　詩学については後述するとして、「ミクロポリティクス」とは、オープンダイアローグを実践するための制度的背景に関する事柄を意味します。

　オープンダイアローグは、フィンランドの「ニーズ適合型アプローチ Need-Adapted Approach」の一部に組み込まれているため、治療の要請はすべて受け入れられ、治療費は基本的に全額無料となり

ます。この制度については、第2部でも注釈の形で説明しておきましたが（84頁参照）、ここでも簡単に触れておきましょう。

「ニーズ適合型アプローチ」とは、トゥルク大学のアラネンらによって1980年代にフィンランドで開発された手法です。この手法も社会ネットワークを活用しつつ、精神症状を緩和し、患者への理解を深め、社会参加を促進するためのものです。クライアントだけではなく、家族や友人の参加が求められ、それぞれの立場のニーズに合わせて、治療プランも柔軟に変更されるのが特徴です。治療の連続性とフォローアップ（アフターケア）が重視され、治療上の決定には参加者全員がかかわります。最小限の薬物も用いられますが、基本的には精神療法志向です。

この技法は多くの点でオープンダイアローグの基礎をなすものです。**むしろオープンダイアローグとは、「ニーズ適合型アプローチの形式のなかで、対話の技術を洗練し発展させたようなもの」と考えることもできます**。フィンランド政府がこの手法をコミュニティケアに取り入れていたことは、オープンダイアローグを実践するうえでも有利に働いたと思われます［Gromer, J. (2012). *Ethical Human Psychology and Psychiatry,14*(3),162-177］。

ACTとの親和性も

オープンダイアローグの実践モデルは、最重度の精神疾患にすらネットワークモデルが有効であることを示しており、現在はロシア、ラトビア、リトアニア、エストニア、スウェーデン、ノルウェーなどに国際ネットワークがあります。一方、アメリカでは保険会社が主導権を握っているマネージドケア・システムの弊害により、その実践は著しく困難であることが予想されます。

日本においては、近年コミュニティケアのモデルとして評価されている ACT（包括型地域生活支援 Assertive Community Treatment）の実践が各地で始まっており、これとオープンダイアローグの組み合わせは実現可能性が高いように思われます。

詩学1　不確実性への耐性

毎日のミーティングであいまいさに耐える

　さて、ここから「詩学」の説明に入りましょう。

　詩学の原則のひとつに「不確実性への耐性」というものがあります。これはどういうことでしょうか。

　通常の診療とは異なり、オープンダイアローグでは最初から「診断 diagnosis」がなされることはありません。診療ならば初診時点で診断と同時に、「どんな治療をするのか」「病状の見通しはどうか」といった内容が伝えられます。しかしオープンダイアローグの場合は、そのあたりがあいまいなままです。

　最終的な結論が出されるまでは、このあいまいな状況に耐えながら、病気による恐怖や不安を支えていくこと。とりわけ統合失調症の場合、発症初期の患者と家族の不安は大変なものです。特に家族は、なんとか強制的にでも入院させて安心したいという思いが強い。**しかしオープンダイアローグでは、対話のなかで本人が納得しない限り、入院治療はありえません。**

　こうしたあいまいさ、不確実性への不安を支えるのが、繰り返されるミーティングと継続的な対話です。家族が孤立してしまわないように、ミーティングはほぼ毎日のようになされ、通常はこれが10〜12日間は継続されるのです。

医師の権威による安心感とは対極

　実は私は臨床家として、この部分に最も「リアリズム」を感じました。対話に関しては、実践してみないことにはまだなんとも言えませんが、**いちばん不安定な時期に毎日ミーティングを開くことは、患者や家族の安心のためにはきわめて有効なやり方でしょう**。ミーティングの終わりに「この続きはまた明日」と確約してもらえることの安心感、安全保障感は、それ自体が治療的な意味を持ちます。

　この安全保障感が、不確実な状況を耐えていくための支えとなります。危機において対話は、迷宮から抜け出すための「アリアドネの糸」として人を導きます。こうして信頼できる治療的コンテクストが醸成されれば、そのときはじめて、不安と恐怖を耐え抜くことが可能となります。

　そのためにも、参加者全員の声にじっくりと耳を傾け、そのすべてに応答していくことが重要な意味を持つでしょう。このやり方は従来の、「医師という権威」のもとで「由らしむべし知らしむべからず」の原則にのっとって確保される安心感とは対極にあります。

診断や介入は逆効果

　言うまでもありませんが、オープンダイアローグでは参加メンバーの上下関係や社会的役割は重視されません。身分や役割による区分をほぼ撤廃し、メンバー全員のあらゆる発言が許容され傾聴される雰囲気のなかで、望ましい安全保証感が醸成されることになります。

　ここでは一般的な診断や危機介入の手法は逆効果であり、どんな治療がなされるべきかの結論は、対話全体の流れが自然な答えを導いてくれるまで先送りされることになります。こうして、ひとたび

不確実性への耐性が形成されれば、みずからの"異常"体験を言語化できずにいた当事者にも、うまく本人自身の心理的資源や対話的資源を活用して、それを治療に活かす可能性が見えてきます。

詩学2　対話主義

病的体験の言語化こそ王道

「対話主義」についてはどうでしょうか。これはバフチンのアイディア、すなわち「言語とコミュニケーションが現実を構成する」という社会構成主義的な考え方にもとづいています。

この視点から考えるなら、精神病は単なる脳機能の障害ではありません。それは、共有し伝達することが可能な現実からの疎外、一過性ではあっても根源的で恐るべき疎外を指しています。そうなると、人はまるで"孤島"に島流しになったようなものです。このとき人は、耐えがたい経験を語るための声や言葉といった、いっさいの媒介を奪われてしまうのです。

精神障害が言葉からの疎外によって生ずる？　つまり精神病は社会的につくられた疾患というわけか。やっぱりオープンダイアローグは反精神医学の末裔じゃないか！——なるほど、ここだけ見ればそうかもしれません。しかしそもそも、精神療法の歴史というものは、フロイトに精神分析を「発見」させたヒステリー患者、アンナ・Oことベルタ・パッペンハイムが「トーキング・キュア（お話療法）」を見出したときから、**「言語化されにくい経験を言語化する」「語られてこなかったことを語らしめる」**手法を洗練し続けてきました。

社会構成主義の是非はともかくとして、病的体験を言語化することは、なんらかの治療的変化につながることがある。この点につい

ては異論は少ないでしょう。私の考えではオープンダイアローグとは、そうした言語化のための最も洗練された技法のひとつ、ということになります。

患者は言語を絶した経験に圧倒されている

ただ、そもそも精神疾患を発症した人が、どれほど言語を絶した経験をしているかについては、十分に知らない人もいるかもしれません。たとえば統合失調症の人は、はじめから幻覚や妄想を経験しているわけではない。発症したての初期において彼らを圧倒するのは、むしろ世界観の根本的な変化とでも言うべきものです。

統合失調症の発病過程の精緻な研究で知られるクラウス・コンラートは、著書『分裂病のはじまり』（岩崎学術出版社）において、彼らの特異な経験についてくわしく記述しました。

まずその準備段階として「トレマ」があります。精神の緊張度が全般に高まり、精神の自由度が減り、周囲からの不安や圧迫感が妄想気分を起こしやすくします。さらに進行すれば「アナストロフェ」といって自分が世界の中心に無理に立たされているような感覚に襲われ、起こることすべてが自分に向けられていると確信する「アポフェニー」などの状態に至ります。こうした症状は、その渦中においては、それこそ言語を絶した恐怖体験として患者を圧倒してしまうのです。

私が知る限り、この時期の感覚の変容を最も見事に記述しているのは中井久夫の次の記述です。

　　身体が全く鳴りをひそめ、この奇妙な静けさを背景とする知覚
　　過敏（外界のこの世ならぬ美しさ、深さ、色の強さ）とくに聴覚過敏、

超限的記憶力増大感(読んだ本の内容が表紙をみただけでほとんど全面的に想起できる確実感)とともに、抵抗を全く伴わず、しかも能動感を全く欠いた思路の無限延長、無限分岐、彷徨とを特徴とする一時期がある。[「分裂病の発病過程とその転導」『中井久夫著作集1』岩崎学術出版社、205頁。傍点原文]

　このような、どこへ連れて行かれるかわからない体験は、それが幻覚や妄想という形式に落とし込まれることで、いくぶん受け止めやすくなります。そう、**正体のわからない恐怖よりは、正体を言葉で言い表せる恐怖のほうがまだましなのです**。

「言葉の力」は情報量を圧縮できる

　このほかに言語を絶した経験といえば、PTSDなどのトラウマがあります。あまりに過酷なストレス体験は、断片化され現在との連続性を失ったトラウマとして心に刻まれます。断片化ゆえに、トラウマは、自分自身の人生の一部として統合され物語化されることがありません。それは断片のままフラッシュバックしてきたり、悪夢に入り込んだり、身体症状に転換されたりします。

　断片化されたトラウマの記憶を、言葉の力を借りて自分の人生に再統合すること。トラウマの治療の多くが、そうした基本方針のもとで構築されてきました。

　たとえばナラティブ・セラピーは、トラウマに意味を見出し、言語化を促進することで、もう一度患者自身の人生に再統合するという側面を持っています。あるいはまたPE（持続暴露療法 Prolonged Exposure）は、繰り返しトラウマを語らせること（暴露すること）で、それによって生ずる不安を軽減し、断片化した体験の統合をはかり

ます。

　私はPEについてはよく、精細度が高く情報量が多すぎて保存しきれない画像データを"圧縮"して、記録しやすい情報サイズに変換する作業になぞらえます。ここで情報量の圧縮に大きく貢献しているのが「言葉の力」ということになります。

　ここまでで言えることは、精神障害の原因が「体験を言語化できないこと」かどうかはともかくとして、多くの精神障害にとって「病的体験の言語化＝物語化」は何らかの治療的な意義を持つ、ということです。この側面については、オープンダイアローグはナラティブ・セラピーから大きな影響を受けています。

共有可能な発話を導き出す

　さて、オープンダイアローグが目指す方向は、まず第一に対話のなかで新たな言葉を生み出し、象徴的コミュニケーション（132頁参照）を確立することでした。その確立に成功すれば、患者の健康なアイデンティティと物語を、さらには患者と社会とのつながりを回復することにもつながるでしょう。

　それゆえ対話が目指すのは、患者の病的な発話のなかに潜んでいる、メンバー間で共有可能な発話を導き出すことです。

　オープンダイアローグにおいては、患者と家族、または関係者、そして専門家との親密なやりとりを続けていくなかで、しだいに病的体験の意味づけがなされ、苦悩を言い表すための言葉がつくり出されることになります。もしそれがうまくいくならば、危機的状況はむしろ、物語と同一性、そして自己と社会の関係性を再構成するまたとないチャンスとなるでしょう。

すべての言葉に応答を

オープンダイアローグにおいては、相手に問いかけること以上に、相手の発話に耳を傾けることが重要であるとされます。治療チームは、あらかじめ対話のテーマを設定せず、可能な限り「開かれた質問」（「はい/いいえ」以上の答えが求められる質問）から対話を始める必要があります。

有意義な対話を生成していくためにも、治療チームは、患者や他のメンバーの発言すべてに応答しなければなりません。その応答は、相手の発言内容に即しながらも、さらなる別の問いかけの形をとる必要があるとされています。

そもそも対話主義を唱えたバフチンによれば、あらゆる発話は応答を求めています。バフチンはこの点について「言語にとって（すなわち人間にとって）応答の欠如ほど恐ろしいものはない」と指摘しています。私達は必然的に、モノローグ（独白）を脱してダイアローグ（対話）を志向する存在なのです。

バフチンはそのヘテログロシア（言語的多様性）概念において、意味というものが、語り手と聞き手のやりとりのなかでしか生じないことを示しています。それゆえオープンダイアローグのプロセスにおいても、人々が語ることに対して耳を澄ますことはもちろん必要です。しかしそれ以上に、対話の行間に見え隠れする感情や感覚のやりとりに注意を向けながら、言葉を生み出していく姿勢が必要になります。

こうしたやりとりが起こる場所を、患者やその関係者、あるいは専門家がつくり出す「対話の境界領域」と呼ぶことができます。患者の苦しみに〈声〉を与える言語は、ここから生まれてくるのです。

詩学3　社会ネットワークのポリフォニー

ただ複数の声が鳴り響くこと

　オープンダイアローグにおいては、はっきりした治療対象や病理構造は考慮されません。それはたしかに治療ではありますが、治すべきターゲットを確定したり、なんとかして治そうと躍起になったりしないという意味では特殊な治療法です。

　ですから、家族療法の発想にもとづいてはいるものの、家族の病理構造に注目したり、その構造を変えようとするわけではありません。オープンダイアローグの空間では、ただ「複数の主体」の「複数の声」がポリフォニーを形成しており、そのこと自体が治療の資源となるのです。

　そのため、オープンダイアローグのミーティングも特に構造化されていませんし、患者を含むすべてのメンバーの自発的な参加が求められることになります。言葉が現実を構成するという社会構成主義的立場にもとづいて、やりとりが新たな現実をつくり出すようなシステムを目指して、対話が続けられていきます。

　それゆえ対話の目的は、（家族療法における）システム論的アプローチのように、システムの作動に介入することではありません。そもそも専門家は、システムの外部からシステムを観察するような位置にはいないからです。このとき目指すべき方向性は、患者の苦しみの意味がよりはっきりするような共有言語をつくり出すことです。

ひとつの真実より多様な表現を

　対話における質問や応答は、こうした対話システムがうまく作動

し続けていくことを目指してなされますが、専門家が作動全体をコントロールするわけではありません。むしろ専門家も、対話システムの一要素として振る舞うことになります。

　それゆえ対話の目的は、単純な合意や結論に至ることではありません。安全な雰囲気のなかで、メンバー相互の異なった視点が接続されることが重要なのです。繰り返しますが、合意や結論は、いわばその過程の副産物としてもたらされることになります。

　オープンダイアローグにおいては、すべての参加者が、それぞれのやり方で会話に参加できます。たいていは質問者が、最初の相談者に問いかけをすることから始まりますが、それはたとえば「いつごろから息子さんのことを心配されていましたか？」といった、発話を促し、補助するような形でなされるのが一般的です。前にも述べた「開かれた質問」ですね。

　ここで最も重要なことは、困っている人たち同士のやりとりに対して、細心の注意を向けることです。彼らの言葉とその意味が、対話の焦点を形づくるのですから、これは当然のことです。ただしここでの対話は、精神分析がそうであるように「秘められた真実を暴く」ことを目的としません。ただひとつの真実よりも、多様な表現を生成することのほうを重視するからです。

妄想についてくわしく語ってもらう！

　ここで精神科医ならば、患者が妄想を語り出した場合の答え方に関心を持つのではないでしょうか。もちろん頭ごなしに妄想を否定したり、現実的なコメントで患者の発言を遮ったりしてはいけません。妄想を語る患者に対しては、その経験についてさらに質問を重ねていくことが推奨されています。たとえばこんな風に。

「僕にはそういう経験はないなあ。もしよかったら、僕にもよくわかるように、あなたの経験についてお話ししてもらえますか？」

　妄想的な訴えに対して論理的に反駁したり、説得を試みたりすべきではないことはよく知られています。一部の優れた臨床家は「あいまいな否定」を薦めていました。「僕は経験したことがないからわからないが、どうもそんなことはありそうにないように思うんだけど……」といった応じ方です。
　しかしオープンダイアローグは、さらに一歩踏み込みます。つまり質問を重ねることで、さらにくわしく妄想を語ってもらおうとするのです。これは従来の臨床家にはほとんどなかった発想です。なぜなら先ほど述べた「あいまいな否定」は、患者が意地になって自分の主張に固執しなくても済むようにすることが目的だからです。
　その背景には、妄想というものは語れば語るほど強化されるのではないかという治療者自身の不安があります。ここで治療者に、一歩踏み込んで質問をする勇気を与えるのがオープンダイアローグの対話空間です。「相互性のあるやりとりが続いている限り、おかしな方向には行かないだろう」ということへの信頼です。
　オープンダイアローグの思想によれば、妄想はモノローグによって強化され、ダイアローグによって解消されるはずです。それが信じられるなら、治療者は安心して次の一手を打つことができる。そう、オープンダイアローグは治療者に対しても「不確実性への耐性」を与えている、とも言えるのです。

3
オープンダイアローグの臨床

それはどんな経験だったのか

真剣な態度で尋ねてみる

　すでに繰り返し述べてきたように、オープンダイアローグにおいては、参加メンバーは現実性や客観的な正しさを追求する必要はありません。セラピストや家族は「その幻聴は病気のせいだ」などと言うべきではないのです。重要なことは、病的な発言にも関心を示しながら、対話を次々と生成していく過程のほうなのです。
　患者が妄想を語っている場合に、セラピストは、たとえばこんなふうに問いかけます。

「ちょっと待ってください。今、なんとおっしゃったのですか？　ちょっとよくわからないんですが、どうすれば近所の人たちの考えをあやつれるんですか？　私には無理です。その点についてもう少し話していただけますか？　それはいつごろからのことですか？　一日中そうなんですか？　それとも朝だけ？　夜だけとか？」

　ここで他の出席者も、患者の発言を理解できたかどうか尋ねられ

ます。言うまでもありませんが、こうした質問は必ず真剣な態度でなされるべきです。そうしないと、患者はこれらの質問を、これまでもしばしば投げかけられてきた「質問の形をした批判」と受け取ってしまいかねません。

　こうしてメンバー全員で、病的であろうとなかろうと、どんな発言も重要であるという雰囲気が共有されていきます。こうした対話を通じて、患者もその家族も、問題を修復してくれるような新しい物語を構築するプロセスに参加することになります。

　こうした態度のもとでなされる実践は、患者ばかりか専門家にも好ましい変化をもたらします。**こうした変化は、介入によってその人を変えていこうといった戦略を意図していないプロセスのなかで起こるようです。**これこそが私たちがこの本で探求したい興味深い出来事のコアなのです。

あなたは私たちを変えようとはしなかった

　オープンダイアローグがいかに特別な経験か、セイックラ教授の著作から少し紹介してみましょう。

　ADHDと診断された12歳の娘さんのケースです。ミーティングの6か月後に、彼女の父親はスタッフにこう言いました。「前にかかった家族療法セラピストは全員、娘に対する私たちの接し方を変えようとしました。しかしあなた方は私たちを変えようとせずに、私たちのすべてをまるごと聴こうとしてくれました。以前の私は娘の話を聴こうとしていませんでしたが、今は娘の話を聴こうとしています」

　2回目の精神病エピソードを経験した46歳の女性が、オープンダイアローグによる治療を経験したあとで、次のように言いました。

「今回は、1年前の発病のときと比べて、ずいぶん違う経験でした。以前の治療では、医師は私がどんなにおかしいか、その点にだけ焦点を絞って家族を問診していました。**私はまるで、その場にいないかのように扱われました。今は、すべてが違います。**私はここにたしかにいるし、きちんと尊重されています。医者が夫と話しているのを聞くのが私は好きなのですが、夫が私に対していかに深い敬意を払ってくれているかがよくわかります」

この発言は重要です。患者の訴えを「その場にいない人のように扱う」ことは、わが国の臨床でもしばしば起きていることだからです。ひとりの個人として尊重されないことが、病状の悪化をもたらしている可能性を考えておく必要があります。言い換えるなら、対話とは、まず相手を個人として尊重する姿勢を意味しており、それ自体が治療的であることは言うまでもありません。

ミーティングの実際

それでは、いよいよ、オープンダイアローグでどんなやりとりがなされているか、ミーティングの実際を見てみましょう。ちなみに本書に収録したセイックラ教授の論文にも、多くの事例や生々しいやりとりが記されています。

ここに紹介する事例も、セイックラ教授の著書から引用したものです。

「もしお父さんがここにいたらどうでしたか？」

21歳の女性、マイヤは、誰かに殺されると思い込んでいて、日々恐怖におびえていました。彼女は母親も殺されると恐れていて、夜

中でも2時間おきに母の様子を見に行くほどでした。彼女は恐怖のあまりほとんど一日中泣き暮らしており、夫が仕事から帰るまでベッドから出ることもできませんでした。

　母親はこうなった原因を暴力的だった元夫、つまりマイヤの父親のせいだと訴えていました。幼いころマイヤは、母親が父親から暴力を振るわれる姿を見て育ちました。両親は離婚し、父親とはほぼ音信不通になっていました。セラピストが当時のことをくわしく聞こうとすると母親は不安気になり、そんな古いことはどうでもいいと口をつぐんでしまいました。セラピストもそれ以上無理には聞き出そうとしませんでした。

　マイヤの夫によれば、彼女の父親は精神障害者で、現在も入院中であるということでした。ミーティングの終盤、セラピストから「もしお父さんがこの場にいたら、なんと言ったでしょうね？」という問いかけがなされました。マイヤと夫は急に落ち着かなくなり、マイヤは泣き出し「お父さんに殺される！」と訴えました。夫はそんな質問はやめろと怒りました。

　ところが驚いたことに、今度は母親が泣き出し、問いかけに答え始めました。「お父さんはきっと心配して、助けに来てくれるよ」と。

　父親に対する悪口雑言の最中に、突如、父親について語る新たな声が生まれたのです。彼女は続けてこう言いました。「お父さんが全部悪いわけじゃない。結婚生活にも楽しいことはあったし、そんなときはとっても優しいパパだったよ」。

　この事例では、オープンダイアローグの機会がなければ、暴力的な父親の存在は、やっかいごとの原因として語られないままだったでしょう。「もしお父さんがここにいたら」という仮定の問いかけ

が、参加メンバーの内的対話を刺激したのです。そこから家族と父親について語る新しい声が生まれました。

　オープンダイアローグにおいては、このように、巧みに仮定を用いて対話をつないでいくことがあります。次に示す例も、セイックラ教授の著作からの引用です。

　「他の説明を試してみませんか？」
　イギリス人心理療法家のポール・チャドウィックが認知療法において、患者の幻覚をどのように扱ったか。これはオープンダイアローグの実践例ではありませんが、彼の対応は見事です。
　最初の６回のセッションのあいだ、チャドウィックは患者の発言のフォローに専念し、相手の考え方にいっさい口を挟みませんでした。セッション中のやりとりを通じて、クライアントの考えが無条件で受容されました。これはセラピストとクライアントが安心して作業に取り組むためにも必要な態度です。治療後半には、セラピストは患者の幻聴のもとになっている考え方について徐々にコメントし始めました。

「あなたは店のなかで『何か盗め』という声を聞いたと言っていましたね。またその声は、あなたをコントロールしようとする何者かの声であるとも。よくわかります。しかしその声について、他の説明を試してみませんか？　もし、その声があなたの外側から聞こえてくるものではないと仮に考えられたなら、どんな説明ができるでしょうね？」

　これは患者の訴えを敬意をもって扱いながら、「聞こえてくる声

が何なのか」について対話を続けていくための優れたやり方です。セラピストは無条件に患者の説明を受け入れ、安心できる関係をつくってから、対話を前に進めています。こうした姿勢そのものから、私たちが学べることは少なくありません。

実践のための 12 項目

マサチューセッツ医科大学精神科のマリー・オルソン教授は、セイックラ教授に師事してアメリカでオープンダイアローグの啓蒙活動に努めている精神科医です。彼女がセイックラ教授と共著で書いた論文「オープンダイアローグにおける対話実践の鍵となる要因とは――守られるべき基準"The Key Elements of Dialogic Practice in Open Dialogue: Fidelity Criteria"」は、非常にマニュアル的でよくまとまっています。特に、オープンダイアローグを正しく実践するための12項目は臨床家にとって有益なものと思われます。今までの「おさらい」を兼ねて、ここで簡単に紹介しておきましょう。

まず12項目とは次のようなものになります。

1　ミーティングには2人以上のセラピストが参加する
2　家族とネットワークメンバーが参加する
3　開かれた質問をする
4　クライアントの発言に応える
5　今この瞬間を大切にする
6　複数の視点を引き出す
7　対話において関係性に注目する
8　問題発言や問題行動には淡々と対応しつつ、その意味には注意

を払う
9　症状ではなく、クライアントの独自の言葉や物語を強調する
10　ミーティングにおいて専門家どうしの会話（リフレクティング）を用いる
11　透明性を保つ
12　不確実性への耐性

　すでに説明したものもありますが、**1**のセラピストの人数などについては、セイックラ教授の論文にもそれほどはっきりとは書かれていません。もちろんミーティングには複数のセラピストの参加が望ましいのです。これは**10**のリフレクティングのためでもあります。ちなみに公式見解ではないかもしれませんが、台湾のワークショップでは、セイックラ教授は「（セラピストは）3人がベスト」と述べていました。たしかに、あまり多すぎても役割分担が難しそうです。

　3の「開かれた質問」については、まずミーティングをどのように開始するかという問題があります。一般的に推奨されている問いかけは「なぜこのミーティングを開こうと思ったのですか？」「ミーティングの機会をどのように使いたいですか？」「どんなふうに始めたらよいでしょう？」など。こんなふうに誰もが答えられる質問で、発話の敷居を下げ、対話へと誘導していくわけです。

　4のクライアントへの応答については、オルソン教授は3通りの方法を紹介しています。「クライアントの言葉を使う」「感度のいい聞き手となる」「沈黙を含む非言語的なメッセージに波長を合わせる」。

非言語的なメッセージというのは、しぐさや行動もそうですし、息づかいや声のトーン、表情、会話のリズムなども含まれます。セラピストはつねにそうした身体が発するメッセージを的確に受け止めながら、対話を進めていくことになります。

　5「今この瞬間を大切にする」ためのやり方には、2通りあるとされます。ひとつは、今この場で、クライアントが示した反応に速やかに応ずること。もうひとつは、安心して感情を表出できる余裕を確保することです。
　対話のなかではクライアントにとってつらい話題も扱うので、怒りや悲しみなどの感情が出てきやすい。そういう場面では、セラピストは感情表出が安全になされるように配慮する必要があります。**もちろんそうした感情をあわてて解釈したりすべきではありません**。

　6 は、オープンダイアローグの最重要要素のひとつ、「ポリフォニー」にかかわることです。ポリフォニーには2つの次元があります。外的ポリフォニーと内的ポリフォニーです。
　外的ポリフォニーは、メンバーの多様な意見を多様なままで受け止めることです。多様な意見をまとめて合意に持ち込むのではなく、多様なままでポリフォニックな状態を維持すること。すべての発言に機会を与えること。その重要性については先にも述べました。
　一方、内的ポリフォニーは、個人の内面におけるポリフォニーです。内的なポリフォニーを喚起するために、セラピストはしばしば仮説的質問をします。これは、今その場にいない人の名をあげて「もしあの人がここにいたら、なんて言ったと思う?」などと質問することです。

7の関係性への注目については、簡単に言えば問題があってもすぐ個人の病理に結びつけずに、関係性のなかで考えるようにせよということです。ですから質問をする場合にも、家族関係やネットワーク内の関係性が、よりはっきりするような質問を工夫することが望ましいのです。

　8については、「正常化の言葉 normalizing discourse」がキーワードになります。クライアントの問題行動を、善悪やその病理性という視点から考えるのではなく、そこにどんな意味があるのか、どういうコンテクストでなら意味を与えられるか、そうした点から考えるのです。
　精神病理学で言うところの「発生的了解」に近い態度ですね。これに対し、症状を共感的に了解できない場合、病気と関連づけてそれを理解することを「説明」と言います。ならばオープンダイアローグでは、できるだけ症状を「説明」するのではなく「発生的了解」をしていこうという姿勢が基本にあるとも言えます。
　ちょっと脱線しますが、一般に精神科医は病理性や異常性には敏感で、正常寄り、健康寄りに理解することには消極的です。これにはさまざまな事情が考えられますが、いちばん大きいのは、やはり異常の徴候を見逃して誤診してしまうことを恥じる気持ちゆえかもしれません。早期発見・早期治療という内科モデルの発想ですね。
　しかし私はむしろ、異常が認識されることで異常性が増幅される可能性のほうを危惧しています。職場などで「アスペ」のレッテルを貼られた人が、実際にコミュニケーションに支障を来したり挙動不審になってしまうことがよくありますが、これも同様の現象です。これは心理学ではよく知られている「ラベリング効果」です。

ならば症状を「健康寄り」に見る態度が、同じラベリング効果によって、治療に寄与する可能性も十分に考えられます。病理性にのみ注目する立場が、実際に医原性の病理をつくり出してしまうとしたら不幸なことです。私は多くの精神科医が、病理以上に患者の健康な部分に注目し、問題行動についても正常寄りにとらえる、つまりその意味をまず考えるという習慣を身につけるべきではないかと考えています。

　9の「クライアントの独自の言葉や物語を強調する」についても、前記8と同様です。ただしこちらでは、未曾有の経験を言い表す言語をいかに共有するかが重視されています。ここには、**重要な問題はしばしばひとつの特異なキーワードで表現される**、という興味深い指摘もあります。

　2および10〜12については、別の場所で触れましたので省略します。
　この論文は、オープンダイアローグの思想的な側面はきっぱり削ぎ落として、実践面を強調してわかりやすく書かれています。これから実践に取り組む方にとっては、たいへん役に立つ文献なので一読をお勧めします。

＊ここで紹介した論文 "The Key Elements of Dialogic Practice in Open Dialogue: Fidelity Criteria" の日本語訳は、マサチューセッツ医科大学精神科の日本語サイトに掲載されている（「オープンダイアローグにおける対話実践の基本要素——よき実践のための基準」山森裕毅＋篠塚友香子訳）。
http://umassmed.edu/psychiatry/globalinitiatives/open-dialogue-japanese/

4
オープンダイアローグとその周辺

ポストモダン

言葉が現実をつくっている

　オープンダイアローグはポストモダン思想の重要な発展形でもあります。セイックラ教授はデリダを引用しながら次のように述べています。
「人間的表現から切り離された外側に、真理や現実は存在しません。治療に必要な条件は、新たな言葉や物語が日常の言説に導入されるように、社会ネットワーク上の対話の効果からもたらされるのです。この目標を達成するうえで、治療ミーティングにおける言語的実践にはふたつの目的があります。すなわち、メンバーを十分な期間参加させること（不確実性への耐性）と、ネットワークにおける重要な他者の導き（ポリフォニー）で、表現し得ないことに声をもたらすこと（対話主義）です」と。
　すでにおわかりのとおり、オープンダイアローグの背景には、「言葉」に対する強固な信頼があります。それは言い換えるなら「言葉こそが現実を構成している」という社会構成主義的な信念でもあります。だからこそ、「言葉の回復」こそが「現実の治癒」を

もたらしうるのです。

　もちろん私は、「オープンダイアローグの有効性が実証されれば、それがポストモダン思想や社会構成主義の正しさに対するエビデンスとなる」などというナイーブな主張をしたいわけではありません。むしろ臨床的な有効性は、理論としての衰弱ないし無効化を意味するかもしれない、とすら考えていますが、この問題については今は深く立ち入りません。

「ガマの穂」としての言葉

　言葉を用いて精神病を治療すること。それは長らく精神療法家の夢でした。フロイトからラカンに至る精神分析の系譜においても、一貫してその可能性が追求されてきました。しかし知られるとおり、精神分析は言葉をメスとして用いつつ、無意識にひそむ秘められた欲望や外傷を探り当てるための技法です。それはときとして侵襲的であり、とりわけ統合失調症に対しては、精神分析は実質的に禁忌とされてきました。

　オープンダイアローグもまた、言葉を道具として用います。ただ、用いる方向性が精神分析とは真逆なのです。**精神分析が言葉をメスとして用いるというのなら、オープンダイアローグは言葉を包帯として用いるのです。**

　私が連想したのは「因幡の白ウサギ」の物語です。ワニザメを騙して怒らせてしまい赤裸に剝かれたウサギを癒やしてくれたのは、大国主神が勧めたガマの穂でした。比喩的に言うなら、むき出しになった患者の心に、無数の言葉をガマの穂のようにまとわせることで、「心の表皮」が回復するのです。

日本的「空気」の活用

オープンダイアローグの試みはまた、よい意味での「空気」の活用とも考えられます。決定を空気に委ねることは悪しき日本的慣習とされがちですが、それは「空気」が、しばしば声の大きな発言者によって歪められているためでしょう。言葉の正しい意味で、すなわち「多数決」よりは「個人主義」を重視するという本来の意味で「民主的」な手続きでオープンダイアローグが進められるのであれば、話は違ってきます。

オープンダイアローグでは、参加者全員が尊重される平等で自由な「空気」をつくり出し、何かを決定するのではなく、対話の継続それ自体が目的であるような対話がなされるのです。特権的な〈治療の主体〉を想定しないこの種の治療法は、日本の治療文化にきわめて親和性が高いように思われます。

オートポイエーシス

ダイナミックに自己言及する閉鎖系として

ここでもう一点、オープンダイアローグにおいて重要な視点について解説を加えておきましょう。

それが第2世代システム論としてセイックラ教授もたびたび言及している「オートポイエーシス」です（日本語では「自己産出」などと訳され、「第3世代システム論」に位置づけられることが多いようです）。

オープンダイアローグをオートポイエーシスの視点から論じ始めると、これはこれで長大な論文になってしまいますから、ここではごく簡単な解説にとどめておきます。

オートポイエーシス理論は、南米チリの神経生理学者、ウンベル

ト・マトゥラーナとその弟子フランシスコ・ヴァレラによって提唱された理論です。マトゥラーナはカエルの神経システムを研究した結果、そこに次の4つの特徴があることを見出しました。

（1）自律性……システムは自分に起こるどのような変化に対しても自分自身で対処します。
（2）個体性……システム自身が、みずからの構成要素を産出することによって自己同一性を維持します。
（3）境界の自己決定……システムの作動そのものが、システムの内部と外部の境界を自分自身でダイナミックに決定し続けます。
（4）入力も出力もない……説明が難しいのですが、とりあえずここでは「オートポイエーシス・システムは閉鎖系である」と理解してください。

まだわかりにくいと思いますので、「結晶」を例にとって考えてみましょう。かつてのシステム論では、結晶をシステム、溶液をシステムの環境として、結晶を自己組織するシステムととらえます。このシステムは外部から観察できます。

オートポイエーシス理論では、結晶生成のプロセス（結晶と溶液の界面で生ずるような）をシステムの構成要素として、生成プロセスの集合をシステムであると考えます。この場合、結晶は生成プロセスから除去される廃棄物ということになります。廃棄物とは、システムからの出力ではなく、作動が続いてくかたわらに勝手に積み上がっていくイメージですね。

なかなか異様な理論ですが、これが現在の社会学や家族療法などに多大な影響をもたらしていることを考えるなら、ある程度理解し

ておいても損はないと思います。

対話が目的、治癒は"廃棄物"

　さて、社会学者のニクラス・ルーマンは、この理論を応用して社会システム論を提唱したことで知られます。これもまた巨大な理論ですから、オープンダイアローグに関係のありそうなところだけかいつまんで紹介しましょう。

　ルーマンは社会システムを、その要素としてコミュニケーションを再生産し続けるシステムととらえます。簡単に言えば社会とは「人間」を環境として、コミュニケーションがコミュニケーションを自律的に再生産し続けるシステムということになります。先ほどの言い方でいえば、社会的なさまざまな事件や出来事は、「社会システムの廃棄物」ということになるでしょう。

　ルーマンは人間の心的システムと社会システムとは「構造的にカップリング」していると述べました。これは、互いに互いを環境とし合うような関係で、決して融合することはないが、にもかかわらず一方が欠けると一方が消えてしまうような関係性を指しています。

　この考え方を、オープンダイアローグに応用してみましょう。オープンダイアローグにとって、治療チームやネットワークのメンバーはシステムの要素ではありません。もちろん観察者でもありません。メンバーはオープンダイアローグ・システムの「環境」です。この環境のもとで、オープンダイアローグ・システムはダイアローグを再生産します。コミュニケーション一般ではなく、ダイアローグを、です。ダイアローグがダイアローグを再生産し続けるような環境をつくることがメンバー全員に平等に課された仕事です。

では「治癒」は？　そう、もうおわかりのとおり、治癒はオープンダイアローグというシステムの"廃棄物"として生成するのです。
　オープンダイアローグをオートポイエーシスとしてとらえるメリットはいくつかあります。**まず第一に「治癒」そのものではなく「対話」をつないでいくことが目標である意味がはっきりします**。メンバーは単に環境にすぎないと考えることで、システムそのものを「診断」したり「介入」するわけではないことの意義もはっきりします。「入力も出力もない」以上、そもそも作動に介入することは不可能なのですから。
　少々わかりにくかったかもしれませんが、オープンダイアローグの過程で起きていることを記述するうえで、オートポイエーシス理論は大いに示唆を与えてくれるでしょう。今後の展開に期待したい分野です。

精神分析

オープンダイアローグとは対極？

　セイックラ教授の著作や論文には、精神分析への言及がほとんどありません。ポストモダン思想との関連は強調しますが、ラカン理論などはほぼスルーされています。
　精神分析との対比は前にもおこないましたが（言葉をメスにするか包帯にするか）、オープンダイアローグはさまざまな意味で、精神分析の対極にある手法とも考えられます。台湾でのワークショップでセイックラ教授に「オープンダイアローグは反精神分析とも言えるのではないか」と尋ねてみました。すると、意外な答えが返ってきました。実はオープンダイアローグの発展にかかわってきたスタッ

フの多くが、力動精神医学（精神分析的な精神医学）を学んできたというのです。

　私は理論的にはずっと力動精神医学者を標榜し、ラカン派にはとりわけシンパシーを感じてきた人間です。ただそこには屈折があって、ラカン理論はそのまま治療に使うには非常に使い勝手が悪いと考えてきました。単純に治療として考えるなら、クライン派の対象関係論やコフートの自己心理学のほうがはるかに使いやすい。

　ちなみにラカン本人は天才肌の理論家ですが、治療者としてはあまり評価できません。『ラカン　患者との対話』（人文書院）に記された「症例ジェラール」でのやりとりを読む限りでは、ラカンの言葉は、悪い意味でモノローグの典型例になってしまっています。少なくとも、患者の言葉よりラカン自身の解釈や理論的正しさが"優位"になっている印象は否定できません。翻訳者の努力にもかかわらず、この事例報告はラカン派の臨床についての評価を下げてしまうのではないかと私は懸念しています。

　ただ、そうは言ってもラカンの理論そのものは、いまだにその価値を失っていないと私は考えています。ラカン的な視点から見た場合に、オープンダイアローグはどのようにとらえられるでしょうか。

〈去勢〉とダイアローグへの展開

　ダイアローグへの参加は、いわゆる〈象徴界〉への参加であると言うことはできます。もっとも人間は、エディプス期の〈去勢〉を経た時点で象徴界に参入するわけなので、これはあくまでも比喩でしかありません。ただ私はラカンが人間を「語る存在」であると規定したとき、そこに「対話する存在」という含意があったように思われてなりません。

モノローグからダイアローグへという展開は、はっきりと去勢のアナロジーでとらえることができます。万能感に満ちたモノローグを去勢することで、語る言葉は共有可能なダイアローグへと開かれ健全化される。そう考えるならダイアローグは、それ自体が正常化のモメントをはらんでいるとも考えられます。

　実は私は必ずしもモノローグを単純には否定できないと考えていて、それはある種の創造行為があきらかにモノロジカルな仮定から生まれてくるからです。病跡学がしばしば画家や小説家を対象とするのは、絵画や文学がモノローグと親和性が高い表現だからではないでしょうか。ヘンリー・ダーガーや草間彌生の絵画表現は、洗練されたモノローグの最高峰と言えるでしょう。逆に音楽家や映画監督が病跡学の対象に比較的なりにくいのは、音楽や映画が基本的にダイアロジカルな表現だからではないかと考えています。

　ただ、ラカン理論がともすればモノローグ偏重に陥りやすいことは、例の「4つの言説（ディスクール）」の分類からもわかります。主人、大学、ヒステリー、分析家という4者の言説パターンが構造的に示されるわけですが、**オープンダイアローグの視点からみれば、これらはすべてモノローグです**。

　ならば「ダイアローグ」や「ポリフォニー」は単なる幻想にすぎないのか。もっともラカンは「治療」や「治癒」についてあまり積極的に語っているようには見えません。「治癒」よりも「真理」が上位に位置づけられるためかもしれません。よって現時点では、ラカン理論がオープンダイアローグにいかなる寄与をなし得るかは未知数です。

　しかし、記述のベクトルとしては真逆ですが、私はオートポイエーシスと精神分析が、ともにオープンダイアローグに関する記述

を豊かにしてくれる日が来ることを確信しています。

ケロプダス病院の実情

看護師の自律性の高さ

　以上で、臨床実践の内容とその思想的背景については、ある程度理解していただけたことと思います。

　それでは、現地でオープンダイアローグに取り組む職員の実情はどうなのでしょうか。セイックラ教授の著作や論文だけではわかりにくかった現場の事情については、国立精神・神経医療研究センターの看護師（心理学博士）、下平美智代さんが雑誌『精神看護』2015年3月号に、くわしくレポートしてくれています。関心がある方はぜひ全文を読んでいただきたいのですが、ここでは私が特に感銘を受けた部分、オープンダイアローグの実践が職員にどのような影響を及ぼすかについて要約してみます。

　下平さんは看護師なので、レポートはその視点から書かれています。彼女が特にうらやましいと感じたのは、「看護師の自律性の高さ」だそうです。ケロプダス病院にはさまざまな専門職がいますが、看護師が圧倒的に多い。医師8名、心理士8名に対して看護師が68名というチームです。それゆえ24時間体制の電話の受付は、看護師が2交替で対応しているとのことです。

　下平さんはマッティという看護師が、治療ミーティングに参加するために病棟を抜けているのを知って驚きます。病棟の仕事を勝手に抜けて大丈夫なのか、という下平さんの問いにマッティ氏は、今日の僕の動きは皆に伝えてあるから大丈夫、と答えます。師長の許可はなくても平気なのか、という問いかけにはこんな答えが返って

きました。

「そういうの、今はないよ。僕は古くからいるから、今とは違う昔のことも知っているけどね。僕は看護師でありセラピストでもある。仕事の采配は自分自身で決める。ここでは誰も誰かにお伺いなんて立てないよ」と。

つまり彼らは、自律性と責任を持った看護師であると同時にセラピストでもあり、基本的に仕事の采配は任されているというのです。こうした看護師のあり方は、下平さんならずともうらやましく感じる人は少なくないでしょう。

なぜスタッフが辞めないのか

下平さんのレポートによれば、ケロプダス病院は「スタッフが辞めない職場」なのだそうです。25年間勤務した看護師は、そこでの仕事がどんなにやりがいがあったかを語っています。一時的なアルバイトのつもりで入ったティモという看護師も、職場の人間関係が気に入っていると語ります。そこには職種の壁もなく、妙な上下関係もない。

オープンダイアローグを取り入れたことで、結果的に全職種が同じトレーニングを受けてセラピストになり、患者単位でチームを組んで仕事をするという方針が定着したわけです。その結果、職種の垣根が取り除かれてスタッフの自律性と対話が尊重され、それがスタッフの職場定着にもつながっている。**対話の持つ正常化の力は、職員にも作用しているのかもしれません**。

「べてるの家」との類似性

三度の飯よりミーティング！

　今まで触れずに来ましたが、実は日本にもオープンダイアローグによく似た試みがなされてきました。「浦河べてるの家」です。
　べてるについて、いまさら解説は不要でしょう。1984年に北海道浦河町で設立された精神障害当事者の地域活動拠点です。**「80年代に北の僻地で生まれた治療共同体」という点からも、このふたつはよく似ています。**
　べてるは生活共同体であり、ケアの共同体であり、職場でもあります。病気を単に治療という視点からとらえず、あるがままを受け入れて暮らすそのユニークな姿勢は、ケアの関係者のみならず、福祉関係者や社会学者などからも注目を集めています。
　毎年開催される「べてるまつり」では「幻覚＆妄想大会」などユニークな企画がおこなわれ、「当事者研究」（当事者である患者本人が、自分の症状や病気についてオリジナルな名前をつけ、研究しそれを発表すること）も有名です。特に当事者研究では、症状にてんでに名前をつける試みがよくなされます。幻聴に「幻聴さん」と呼びかけながら尊重する姿勢を続けたら、嫌な幻聴が減ったという報告もあります。
　特にオープンダイアローグとの親近性を感じるのは、「三度の飯よりミーティング」というその合い言葉です。ことあるごとにメンバーどうしで集まり、病気や生活についてミーティングを開くのです。つまりダイアローグですね。

べてるは「日本語学校」です

その内実がどんなものか、べてるにかかわっている川村敏明医師のインタビューから検討してみましょう

「言葉を獲得していくプロセスが大事なんだ」とぼくらの意識がはっきりしてくると、むしろ「いまの段階で大丈夫だよ!」と言えます。いまが駄目なんじゃなくて、「大丈夫、大丈夫、みんな日本語学校に来ているみたいなものだから。下野くんも全然日本語が駄目だったよね」というように。現在の段階に安心を与えられるという意味で、ぼくはそういうのがすごく大事なんじゃないかなあと思います。

だから精神病の治療の世界というのは、基本的には、日本語学校というか、コミュニケーション教室にみんなが参加しているようなものです。それは、病気している人でも、病気でない人でも同じですよ。

ぼくらも言葉を知らないんです。わかっているようでいて、大事な場面に大事な思いをきちんと出せるようなコミュニケーションを知らないっていうか。

いちばん聞きたくないことを医者が言ってるような気がするんですよ。たとえばここで「幻聴があるようだね」と言ったって、それによって何が救われるのか、と思います。言葉にしないでカルテに書いたとしてもですよ、それで何が救われているのか？　というような。

それよりも、「たいへんだったねえ」とか、「そういう苦労をしてきたのがすごく大事だったんだよ」とか、「応援してくれる人がいっぱいいるから、今度そういう人たちを紹介するから

ね」とか。そのときはすぐには通じなくてもですよ。聞いている家族やその場が少し和らいでいくとか、安心するというような、そういうことがやっぱり大事なんだろうなと、いまは思うんですけど。［浦河べてるの家『べてるの家の「非」援助論』医学書院、247-248頁］

「日本語学校」とは、実に言い得て妙ではないでしょうか。診断するよりも言葉の使い方をもっと考えよう、という点で、やはりべてるの家とオープンダイアローグの営みには、双子のように相通ずるものがあるように思います。

5 本書に収録した論文について

　この本には、セイックラ教授の執筆した3本の論文が収録されています。あまり内容が重複しておらず、重要なテーマを扱っている論文を厳選しました。以下、それぞれについて、簡単な解説を試みようと思います。

▎精神病急性期へのオープンダイアローグによるアプローチ
　　　──その詩学とミクロポリティクス（81頁）

オープンダイアローグの理論的系譜がわかる

　1本目のこの論文は、セイックラ教授本人によって書かれた、オープンダイアローグ入門編のような内容になっています。その技法、背景にある考え方、実施状況とその成果などがわかりやすくコンパクトにまとめられており、最初に読むにはうってつけの入門編となっています。

　内容はほとんどこの解説編でも紹介しましたが、本論でとりわけ興味深いのは、オープンダイアローグがどのような理論に支えられて発展してきたかがくわしく紹介されているところでしょう。

　何度か触れてきたように、オープンダイアローグの源流は家族療法の伝統に求められます。ひとくちに家族療法と言っても、そこには長い伝統があり、さまざまな理論があります。ここでは、オープ

ンダイアローグを理解するうえで重要なトピックに限定して解説しておきましょう。

　もともと精神医学は、さまざまな病気や問題行動の原因を、個人の心（もしくは脳）の中にあるものと想定して発展してきた学問です。しかしある時期から、個人の心理的側面ばかりではなく、対人関係に注目する必要があるとする説が力を持ってきました。

　たとえばアメリカの精神科医であるH.S.サリヴァンは、『精神医学は対人関係論である』（みすず書房）という著書のタイトルが示すように、母子関係を中心とした対人関係の問題として精神疾患をとらえようとしました。彼の理論には、現代のシステム論的家族療法に通ずる発想が見てとれます。

ダブルバインド理論で始まる

　しかし、現代の家族療法に決定的な影響をもたらしたのは、なんといってもグレゴリー・ベイトソンでしょう。ベイトソンは主著『精神の生態学』（新思索社）などで知られる文化人類学者ですが、ジャンルにとらわれない数多くの業績を残しました。統合失調症患者の家族研究から見出されたダブルバインド理論はその最たるものです。巻末の用語解説（186頁）も参照していただきたいと思いますが、ダブルバインド理論は以下の6つの要素で定義されます。

(1) 2人以上の人間がいる。1人の「犠牲者」と、それより目上の人間（親、教師など）たち。
(2) 犠牲者はそうした関係を一回限りではなく、習慣的に繰り返し経験している。
(3) 犠牲者に第一次的な禁止命令が下される（逆らうと罰せられる）。

（4）より抽象的なレベルで、第一次の禁止命令（メッセージ）とは矛盾するような第二次的な禁止命令（メタ・メッセージ）が下される。
（5）犠牲者はその関係から逃げられない（第三次的な禁止命令）。
（6）犠牲者が自分がダブルバインドのパターンに陥っていると自覚しているときは、この定義の項目すべてが必要とされるわけではない。

　要約すると、逃げられない関係のなかで、メッセージと、それと矛盾するメタメッセージとを同時に突きつけられるような状況です。たとえば「愛していると言いながら足を踏んづけている」ような状態ですね。
　多くの人はこういう場合、二次的メッセージ（メタ・メッセージ）が本音であると考えますから、困りはしても混乱はしません。ところが統合失調症の患者さん（あるいは自閉症スペクトラム障害などでも）は、「一次」と「二次」の重みづけができないので混乱してしまうわけです。ベイトソンはこれが統合失調症の原因であると考えました。
　もちろんダブルバインド理論は、統合失調症の原因論としては過去のものです。しかしベイトソンがこの理論から、統合失調症の3類型を導いたロジックは非常に見事なものだと思います。彼は統合失調症の3つの類型を、ダブルバインド状況を解決するための3パターンとして分類したのです。すなわち、言外の隠された意味にばかりこだわる「妄想型」、言葉の文字どおりの意味にしか反応しない「破瓜型」、そしてコミュニケーションを遮断して内的過程に閉じこもる「緊張型」です。
　私は病因論はともかくとして、コミュニケーションが病気の形式を決定づけるという考え方は、今もその価値を失っていないと考えています。

家族療法の黄金期へ

　ちょっと脱線しましたが、このベイトソンが確立したシステム論的なアイディアを受け継いだ D.D. ジャクソンらがカリフォルニア州パロアルトで MRI（Mental Research Institute）を創設しました。家族療法の発展は実質的にここから始まったと言われています。ほぼ同時期に、アメリカ東海岸で精神分析に依拠した家族療法を展開したアッカーマン・グループがいましたが、本論ではこちらについては触れません。いずれにしてもパロアルト・グループとアッカーマン・グループは、現代の家族療法の主要な源泉となったことは間違いありません。セイックラ教授の主要な論文が掲載されている *Family Process* という専門誌は、この 2 つのグループが共同で発刊している雑誌です。

　オープンダイアローグの源流のひとつである MRI の家族療法の中心的理論は、システム理論でした。この伝統は、ミラノ派のシステム論的家族療法に受け継がれていきます。

　1980 年代までは、家族療法の黄金期と言っていいでしょう。多くの学派がしのぎを削り、新しいアイディアや理論が提唱されました。パロアルト・グループやアッカーマン・グループのほかにも、数多くの有力な流派が台頭しつつありました。

　多世代派家族療法（M. ボーエン）、構造派家族療法（S. ミニューチン）、ミラノ派（システム論的アプローチ）、解決志向アプローチ（S. ド・シェイザー）などがありますが、ここでは MRI グループを継承発展させたミラノ派のシステム論的アプローチについて少しだけ触れておきましょう。

ミラノ派からオープンダイアローグへ

　ミラノ派のシステム論的アプローチは、1967年、精神科医セルビーニ・パラツォーリが、イタリアのミラノに、家族療法研究センターを設立したことに始まります。MRIグループと並んで、短期療法を生み出した中心的なグループです。彼らはベイトソンのシステム論を最も忠実に臨床に持ち込んだグループで、症状を個人病理の視点からではなく、家族システムの視点から理解し、そこに肯定的な意味づけを見出そうとしました。

　たとえばシステム論的アプローチでは、症状が家族システムの維持に肯定的役割を果たしていると認め、家族に対して現状維持（症状が続くこと）を勧めます。家族は困惑しますが、そこで生ずる動揺が、家族のなかで繰り返されてきた関係や交流のパターン（悪循環）を壊し、新たな家族システムの再編成を促すきっかけをつくります。

　この悪循環のアイディアについては、私もひきこもりを論ずるに際して参考にさせてもらいました。逆説的に現状維持を勧めるという点なども同様です。ただ、セイックラ教授が繰り返し述べるように、**この技法は「異常性の判断（悪循環）」と「肯定的意味づけ」を採用する点でオープンダイアローグとは異なります**。オープンダイアローグは診断はしませんし、「肯定的意味づけ」よりもセラピストの「肯定的態度」のほうを重視するからです。

精神病的な危機においてオープンダイアローグの成否を分けるもの
　——家庭内暴力の事例から（117頁）

どうすれば「ダイアローグ」になるか

　2本目のこの論文では、タイトルどおり、どういう対話を心がければオープンダイアローグが治療的成果を上げられるか？　が問わ

れています。

　結論を私なりに一言で要約すれば「モノローグよりもダイアローグを！」ということになります。たとえ対話していても、その内容がモノローグ的なものになってしまっては、治療の成果も十分には期待できません。この論文では、オープンダイアローグを実施してみて成果が上がったケースとそうでないケースを比較しながら、対話の中身について質的な検討を加えています。この比較から導かれる「望ましい対話の条件」は、次のようにまとめられます。

- 対話のやりとりの主導権や内容に関して、全般にクライアント側が優位であること。
- 現実をただ指し示す言葉よりも、象徴的な言葉（比喩やたとえを使った話し方）が多く用いられること。
- 治療チームとクライアントとのあいだで、言葉のキャッチボールが成立していること。
- 患者の重要な訴えが無視されず、しっかりリフレクティングされていること。

　こうした具体的な裏づけにもとづく指針は、日本で実践を試みる際にもきわめて有用なものとなるでしょう。
　ちょっと余談めきますが、きちんと失敗事例を提示しその原因を振り返ることができるあたりにも、オープンダイアローグにかかわる臨床家たちの揺ぎない自信がうかがえます。効果のあいまいな代替療法の提唱者ほど、失敗事例を無視するか、強引な肯定的な意味づけで押し切ろうとする傾向が目立つからです。

治療的な会話においては、何が癒やす要素となるのだろうか
──愛を体現するものとしての対話（149頁）

身体性や感情に着目

3本目のこの論文は、きわめてユニークです。

セイックラ教授の著書や論文を読んでいると、オープンダイアローグにおいて重要なのは「言葉の創造と共有」であると繰り返し強調されます。ならば言語化だけに力を注げばいいのかと言えば、どうもそうではないらしい。この論文では、オープンダイアローグにおいて「身体性」や「感情」がいかに重要であるかが語られています。むしろ身体性や感情こそが、言語を共有するための前提としてきわめて重視されていることがわかります。

オープンダイアローグの古くて新しい特徴は、人間という存在の「固有性」や「現前性」をきわめて重視しているところです。本論でもバフチンの「存在の一回性の出来事」についての言及があります。

セイックラ教授自身はスーパーバイザーとして、スカイプなどで遠隔地のオープンダイアローグに参加した経験があると話していましたが、しかしオープンダイアローグは原則として、参加メンバーが場所を共有することを重視しています。おそらく参加者全員がオンラインでチャットしたとしても、オープンダイアローグは成立しないでしょう。

あらためて強調しておきますが、オープンダイアローグにおいては、メンバーがその場に居合わせること、その固有の、かけがえのない身体を持ち寄って、対面しつつ声をあげて言葉をかわすこと、その際、身体的な反応としての感情の表出を大切にすること、こうしたことが大きな意味を持つのです。

身体が有限性をもたらす

　これは一見、ナイーブな立場にも見えるかもしれませんが、私はこうした条件が必須であると確信しています。私は2014年に開催された日本精神病理学会でオープンダイアローグについて発表したのですが、そこで質問されたことがあります。「オープンダイアローグの"終わり"はどうやって判断するのか？」と。たしかに、純粋な言葉のやりとりだけに終始するなら、理論上は無限に続けられそうです。にもかかわらずオープンダイアローグには終わりがある。この有限性はどこから来るのか。

　私の考えはこうです。オープンダイアローグの有限性を枠づけているものこそが「身体」である。この身体という枠組みゆえに、私たちは攻撃性を控えて対話を続け、言葉の内容よりも場の空気に反応し、しばしば合意という形で対話を終わらせることができるのだ、と。こうした身体性という枠組みについては、いずれしっかりと論じたいと考えていますが、今はここまでにしておきます。

　それはともかく本論では、オープンダイアローグにおいてはメンバー間の対話をサポートしながら、もっと感情を自由に表せるよう励まし、そこから新しい共有言語の生成を促すことが望ましいとされています。その際、語るのもつらい経験についても、クライアントや関係者が勇気を持って向き合えるように、治療チームが促すこともあります。

「愛」をまっすぐに語る

　この論文での最大の驚きは、セイックラ教授が「愛」という大文字の言葉を用いていることです。ただ、感情の共有の重要性について十分言葉を尽くしたあとに出てくる言葉だけに、それほど違和感

はありません。

　「愛」とは、「分かち合い、一体となることへの強い集団感情」であり、そこにセラピストも立ち会うことになります。

　ミーティングの際に生まれる「愛」の感覚は、エロティックなそれではなく、むしろ家族愛に近い感覚です。それはまた、意味を共有する世界に参加したことで生ずる、身体レベルの反応でもあります。それは「発達心理学者が生後まもない赤ん坊にも見出すような、本当の意味で相互的かつ対話的な関係」とされます。

　ミーティングにおいて相互に同調し合うなかで私たちは愛の感覚にたどりつきますが、それは私たちを、共にある関係的な存在として、真の意味で「人間」たらしめてくれる感覚なのです。

おわりに

私たちに「不確かさへの耐性」はあるか

ジャズのアドリブ！

　以上、いささかまとまりを欠いたまま、駆け足でオープンダイアローグの解説を試みました。

　はたして読者の皆さんは、オープンダイアローグについてどのような感想をお持ちになったでしょうか。さしあたり、私の感想はこうです。「まるでジャズのアドリブのようだ」。どういう意味か説明してみましょう。

　ジャズの即興演奏について、「トレーニングされた自由」という表現を読んだことがあります。なるほど、一定の演奏技術や楽理の知識に乏しい人が自由に演奏しても、それは退屈なデタラメにしかならない可能性がありますよね。本気でいい即興演奏をしたければ、まずは楽器を徹底的に練習し、読譜を学習し、たくさんのフレーズを覚え、ニュアンスを理解し……と、やるべきことが山のようにあります。こうした徹底的なトレーニングが、自由な即興を創造する背景にあるということ。

　オープンダイアローグも同じです。この手法では、治療者と患者を区別します。よい対話を創造するには、訓練された専門性の手助けが必要だからです。ただしそれは、診断と治療の専門家、という意味ではもはやありません。必要なのは何が本当に開かれた対話で

あるかを理解している専門家ということになります。

　アドリブの話を続けます。クラシックでは譜面を弾き損なうミスタッチが問題となります。しかし、ある演奏家の言葉によれば、ジャズにはミスタッチが存在しないということです。彼の説明はこうでした。**うっかりコードにそぐわない音を弾いてしまったとする。なんの問題もない。それがまた、新たな即興の始まりになるのだから。**カッコいいですね。

　オープンダイアローグもそれによく似ています。そう、間違った発言など存在しないのです。それはつねに、ポリフォニックな言語空間を豊かにしてくれる資源なのですから。

どうやって日本に導入するか

　それでは、この魅力的な「治療」ないし「思想」を、どのように日本に導入したものでしょうか。

　当面は文献の読解と紹介、あるいはワークショップや勉強会への参加など、さらにオープンダイアローグへの理解を深める努力を進めなければなりません。先ほども述べたとおり、セイックラ教授の2冊の著作（共著）は現在翻訳が進行中です。臨床への導入以前に、まず理論的な基礎固めをしっかりとやっておく必要があります。さいわい、ケロプダス病院の元スタッフや、セイックラ教授自身が、日本での研修に協力することを確約してくださったので、こちらは問題なく進められると思います。

　次に、臨床への応用です。私は統合失調症ではなく、まずはひきこもりや家庭内暴力の事例に試みることを考えています。これは単純に、私がひきこもりの専門家で多くの事例をかかえており、オープンダイアローグが彼らに間違いなくよい影響をもたらすであろう

ことが予測できるからです。まずはこうしたパイロット・スタディを重ね、エビデンスを蓄積してから、徐々に適用範囲を広げていくことを考えています。

　また現在、オープンダイアローグを研究し学ぶためのネットワークが構築されつつあります。多くの専門家の連携が要請されるオープンダイアローグの導入に際しては、やはりなんらかの研修コースがいずれ必要となるかもしれません。そうなるとやはり、オープンダイアローグの実践は欧米圏のほうが先行していますから、国際的な交流の場も必要となってくるでしょう。

　2015年4月17〜19日にかけて台湾で開催されたワークショップの盛況ぶりを考えても、将来的には日本だけに限定せず、「東アジアオープンダイアローグ学会」のような組織の設立を考慮しておくべきかもしれません。

「抵抗」について

　私が現在最も懸念しているのは、オープンダイアローグを日本に導入するに際して、きわめて大きな抵抗が起こると予想されることです。私の予想では、最大の抵抗勢力は、おそらく精神医学界になるでしょう。なぜでしょうか。

　もし、この治療法が統合失調症に対して有効であることが実証されれば、薬物療法一辺倒だった精神科医は自らの存在理由を見失うことになります。職場でのヒエラルキーもフラット化しますから、単に処方箋を書き、非同意入院を指示できるといった手続き上の理由だけで、他のいかなる職種よりも高い給与が支払われる現状を居心地悪く感じざるをえなくなります。そんな自分の首を絞めるような治療法が歓迎されるわけはありません。

私自身、さる著名な心理療法家に問われたことがあります。「あなたはなんだって、自分の存在意義を失わせるような治療に熱心に取り組もうとしているの？」と。そのときは「失業したらがんばって物書きを本職にしますからいいんです」と冗談にまぎらしたのですが、これはたしかに深刻な問題です。

　しかし精神科医の皆さん、ひとまずは安心してください。日本の医療制度は、どれほどエビデンスを突きつけられても、新しい精神療法をすんなり受け入れるほど柔軟ではありません。現に、あれほど日常臨床に普及している認知行動療法が健康保険の適応になったのは、つい最近、2010年のことです。PTSD治療において決定的なエビデンスを持つPE（持続暴露療法）に至っては、いまだ治験止まりの状況が続いています。オープンダイアローグが有効だったとしても、それが広がりを持つのは、早くても数十年後ということになるでしょう。

　現にフィンランドですら、この治療法は全国的な広がりを示しているわけではありません。これに関してはちょっと興味深い記事があったので、ここで紹介しておきましょう。

フィンランドでの状況

　映画"Open Dialogue"を撮ったダニエル・マックラー監督は、ウェブ上のQ&A形式のコラムで、オープンダイアローグについての質問に答えています（http://www.madinamerica.com/2015/04/essay-finnish-open-dialogue-five-year-follow/）。

　そのなかに「これほど驚異的な治療成果を出しているのに、なぜフィンランドの他の地域ではオープンダイアローグが実践されていないのか？」という、もっともな質問がありました。これは私も不

思議に思っていたところです。マックラー監督（心理士でもあります）の回答はこうでした。

　まずフィンランドのメンタルヘルス・システムは、他の地域と同様に、かなり保守的であること。それゆえオープンダイアローグの革新的な発想とのあいだに大きなギャップがあり、この距離がなかなか埋められません。それでも5年前に比べれば、オープンダイアローグの考え方は他の地域にも受け入れられつつあるとのことです。

　保守的な治療者は、旧来の知識ややり方ではどうにもならないことを知りながらも、新しいアイディアを試みようとしません。また、オープンダイアローグの薬物療法を最小限にする方針については、専門家も怖がってなかなか手が出せません。あえて薬物を用いないことは、むしろ患者にとって残酷なことではないか、あるいは症状が悪化した場合に責任を問われるのではないかと恐れているからです。

　さらに、西ラップランドは自治体の規模が小さすぎて、そこでオープンダイアローグが有効だったとしても、その手法をヘルシンキのような大都市にはそのまま持っていけないということもあるようです。30年以上にわたって洗練と発展を遂げてきたオープンダイアローグを、その背景にある優れた組織やニュアンスも込みで他の地域に応用するのは難しい、ということです。

　最後の理由以外は、日本でも同じような抵抗が確実に起こることか予想され、私の懸念が杞憂でないことがおわかりいただけるかと思います。

私たち自身の「不確かさへの耐性」へむけて

　また最後の理由はこれはこれで複雑な問題をはらんでいます。こ

れは言い換えるなら、オープンダイアローグは西ラップランド地方に特異な「治療文化」を築いてしまったのではないか、ということです。

　この地域でじっくりと時間をかけて熟成してきたがゆえに高い成果を上げられたわけですが、そのぶん地域との結びつきや組織のありようもひとつの文化として特異な発展を遂げており、そのすべてが一体となってオープンダイアローグの高い成果につながっている。そうだとしたら、それらをまるごと他の地域に持っていくのが難しいのは当然です。

　セイックラ教授に尋ねたところでは、彼はそうした特異な治療共同体を目指しているわけではなく、むしろマニュアル化の方向を目指して、先に示したようなオルソン教授らと共同作業を進めているとのことでした。

　はたしてオープンダイアローグの方法論にはどこまで普遍性が期待できるのか。あるいはその中核的な思想を種子として、私たちは私たちで東アジアや日本において有効な治療文化を育むべきなのか。それはまだわかりません。

　いずれにせよ、日本におけるオープンダイアローグの導入はようやくその緒についたばかりです。つねにポリフォニックな対話を心がけながら、いましばらくはこの状況の「不確かさへの耐性」を維持すること。それもまた、日本におけるオープンダイアローグ黎明期にかかわる私たちの使命であることを忘れずにおきましょう。

第2部
オープンダイアローグの実際

◢ は巻末の「用語解説」収載語。

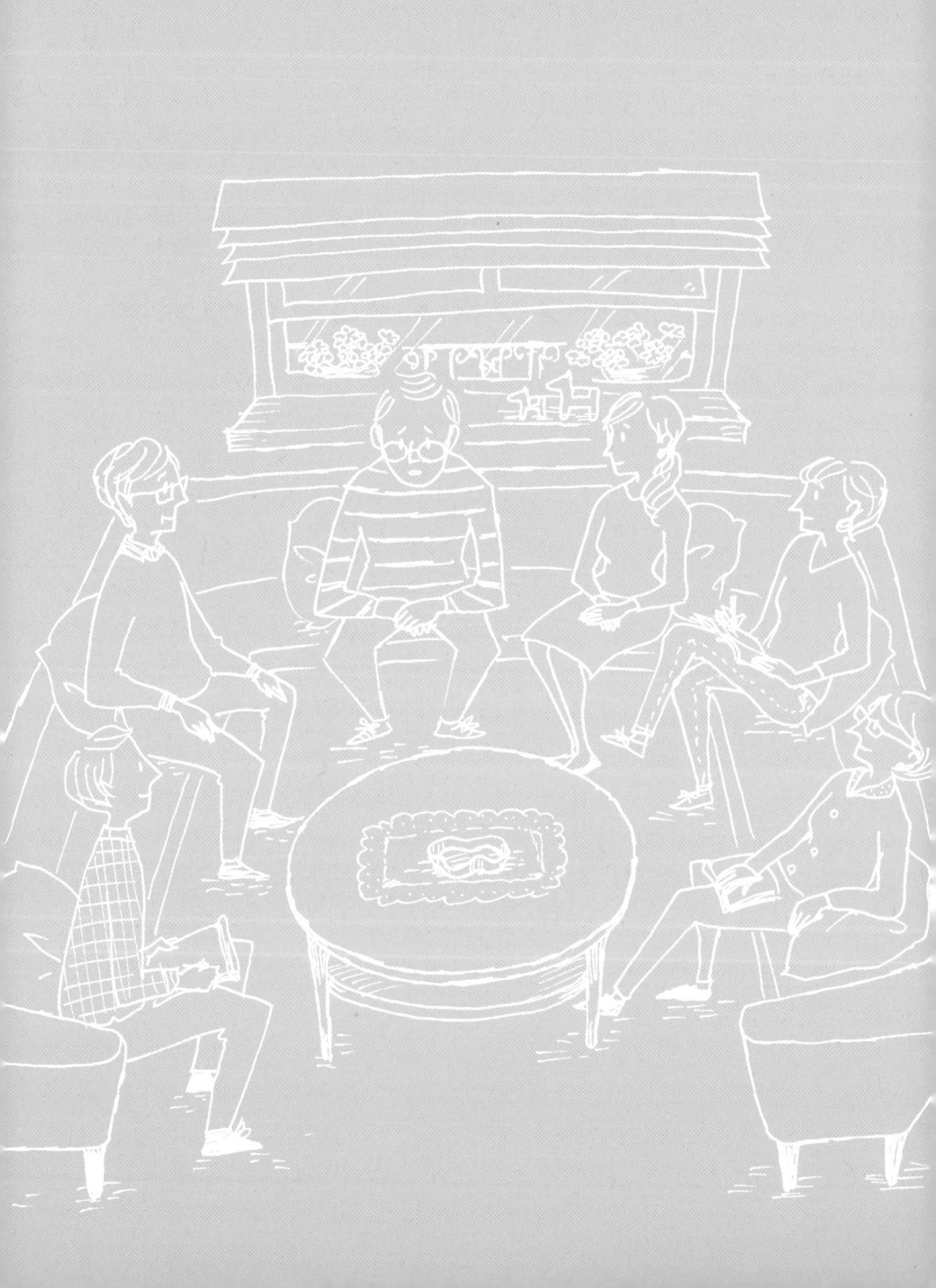

1

The Open Dialogue Approach to Acute Psychosis: Its Poetics and Micropolitics.

Jaakko Seikkula, Ph.D Mary E. Olson, Ph, D

精神病急性期への
オープンダイアローグによる
アプローチ

その詩学とミクロポリティクス

要旨　いまフィンランドでは「オープンダイアローグ」という、ネットワークにもとづいた精神科ケアが注目されている。オープンダイアローグはバフチンの対話原理〔Bakhtine, 1984〕や、ベイトソンの思想の流れをくむ言語的アプローチである。まずは2つのレベル、「詩学 poetics」と「ミクロポリティクス micropolitics」について説明しよう。

ミーティングにおけるコミュニケーションの原則的なあり方を指す詩学には、次の3つの原則がある。①不確実性への耐性、②対話主義、③社会ネットワーク〔訳注〕における〈ポリフォニー（多声性）〉、である。これらがどんなふうに治療的な対話をもたらしてくれるかは、ミーティングの実際を見ればわかるだろう。ミクロポリティクスとは、この手法を支えている制度的な側面のことで、フィンランド政府が実施しているニーズ適合型アプローチの一部をなすものである。

オープンダイアローグは、精神病などの重篤な精神的危機にある若者への急性期治療として、従来の治療方法よりもよい治療成績を上げていることがわかってきた。統合失調症をはじめて発症したケースを2

年間追跡した調査（非ランダム化）では、入院期間は約 19 日間短くなり、抗精神病薬が必要とされた事例は全体の 35% だけだった。82% の患者で精神症状はごく軽いかまったく見られず、障害者手当を受給している患者は 23% だけである。

フィンランドから北ヨーロッパ全体へ

　フィンランドでは、オープンダイアローグという、社会ネットワークを活用した精神科ケアが開発されてきました。西ラップランドのケロプダス病院がその拠点です。

　この論文の執筆者のひとりであるヤーコ・セイックラは、同病院の治療チームの一員でした。同じチームのメンバーで、オープンダイアローグについて発信してきたメンバーには、ユッカ・アルトネン、ビルギッタ・アラカーレ、ユルキ・ケラーネン、カウコ・ハーラカンガスらがいます［Haarakangas,1997; Keränen, 1992; Seikkula et al., 2001a］。

　この治療モデルが、はじめて精神病を発症した患者に対する治療成績を改善させていることがわかってきました。入院率や再発率、薬物治療の必要性などが、大幅に減っていたのです［Seikkula et al., 2001b］。

　オープンダイアローグは、北ヨーロッパではすでに広く知られています。セイックラは、ノルウェーの精神科医であるトム・アンデルセンと共同で、オープンダイアローグと〈リフレクティング・プロセス〉を用いて急性期ケアに取り組む治療チームのネットワークを、国際的に展開してきました。このネットワークには、ロシア、ラトビア、リトアニア、エストニア、スウェーデン、フィンランド、ノルウェーなどが含まれています。

　アメリカではまだそれほど知られていませんが、最も重篤な精神疾患に対する危機介入のあり方として、オープンダイアローグは検討してみる価値があります。

訳注……社会ネットワークとは、家族、友人、親類、治療、経済活動、取引など、一つ以上の関係により結びつけられた社会的な構造のこと。本書では基本的には「クライアントの生活に深いつながりのある人々」という意味で用いられている。

ポストモダンの流れのなかで

〈ポストモダン🔹〉と〈社会構成主義🔹〉の枠組みのなかで、オープンダイアローグはさまざまな精神療法〔訳注〕の技法を吸収しながら発展してきました。家族療法の分野についていえば、〈ミラノ派🔹〉の〈システム論的家族療法🔹〉がオープンダイアローグの出発点です。

この論文ではまず、精神病に対するコミュニケーション中心のアプローチの全体像を描いてみましょう。

はじめに、システム論的家族療法からネットワークにもとづくセッションへの進展がどう起こったか、理論的および臨床的な視点から概観してみます。続いて、オープンダイアローグでは言葉がどんなふうに使われているかを解説します。実際の面接場面を示して、ミーティングの場で何が起こっているのか、時系列に即してくわしく見ていきましょう。最後に、オープンダイアローグが導入されるための制度と訓練の枠組みについて検討し、研究の成果を示します。

詩学とミクロポリティックス

地域ベースの医療活動をおこなってきた精神科医のマルチェロ・パックマンは、「詩学」と「ミクロポリティクス」という2つのカテゴリーを区別しました［Pakman, 2000］。

まず詩学というのは、対面して診療をおこなう場面での言葉づかいやコミュニケーションの実践を指す言葉です［Hoffman, 2002; Olson, 1995］。オープンダイアローグでは、私たちは次の3つのことが大切だと考えています。それは「不確実性への耐性」「対話主義」そして「社会ネットワークにおけるポリフォニー」です［Seikkula et al., 2001a］。これらの原則は、ミラノ派が治療セッションのガイドラインとしていた「仮説設定」「円環性」「中立性」の原理をヒントにしてつくられたものです［Selvini-Palazzoli et al., 1980］。

次にミクロポリティクスというのは、制度としてどう実践するかについての話です。そういう視点に立って、オープンダイアローグの手法を吟味してみましょう。

訳注……原語は psychotherapy なので「心理療法」でもよいが、「精神療法」としておいた（10頁の注参照）。

家族療法はほとんどの場合、治療者のオフィスで実施されます。これが通常のモデルです。これに対してオープンダイアローグは、社会ネットワークのなかでなされるコミュニティケア活動です〔原注〕。

　フィンランドでは「ニーズ適合型アプローチ」〔訳注1〕と呼ばれる、公的な精神医療サービスの大きな改革がありましたが、オープンダイアローグはその一環としてなされています［Alanen, 1997; Alanen et al., 2000］。

＊

　パックマンらが指摘するように、アメリカでは新しい対話のモデルが切実に求められています。それは診察室の「詩学」のためばかりでなく、臨床家を締めつけて弱らせようとするような官僚システムを変えるためでもあります。アメリカの医療専門職は、何の処置をしたかばかりが問題となるような、マネージドケア〔訳注2〕のもとであがいています［Coffey et al., 2001］。最重度の疾患に対するフィンランドにおけるネットワークケアの経験は、その有力な代替案となるでしょう。

精神病へのコミュニケーション・アプローチ

はじめはベイトソン

　家族療法の草創期においては、家族療法家の精神病や統合失調症への関心は

原注……「地域社会的な視点 communal perspective」という用語がリン・ホフマンの著作［2000］のなかで用いられているが、これはトム・アンデルセンが提唱する地域社会に根ざした実践についての考え方にもとづいている。

訳注1……ここで「ニーズ適合型アプローチ」について簡単に説明しておこう。この手法は、アラネンらによって1980年代にフィンランドで開発された。この手法も社会ネットワークを活用しつつ、精神症状を緩和し、患者への理解を深め、社会参加を促進するためのものである。クライアントだけではなく、家族や友人の参加が求められ、それぞれの立場のニーズに合わせて、治療プランも柔軟に変更されるのが特徴である。治療の連続性とフォローアップ（アフターケア）が重視され、治療上の決定には参加者全員がかかわる。最小限の薬物も用いられるが、基本的には精神療法志向である。
　おわかりのとおり、この手法は多くの点でオープンダイアローグの基礎をなすものだ。フィンランド政府がこの手法をコミュニティケアに取り入れていたことは、オープンダイアローグを実践するうえでも有利に働いたと考えられる。

［Gromer, J. (2012). Need-adapted and open-dialogue treatments: Empirically supported psychosocial interventions for schizophrenia and other psychotic disorders. *Ethical Human Psychology and Psychiatry*, 14 (3), 162–177］

たいへん高いものでした。たとえば〈グレゴリー・ベイトソン✎〉らの研究プロジェクトにおける最大の成果は、〈ダブルバインド✎〉についての画期的な論文でした［Bateson et al., 1956］。事実、精神病患者とその家族を治療することは、家族療法の重要な出発点だったのです。

　ベイトソンのダブルバインドという概念は、どういうコンテクスト（文脈）なら精神病的な言動がふさわしく感じられるか、その状況を想像し理論化する試みのなかから生まれました［Weakland, 1960］。もっともベイトソンらはその後、初期の理論から次のように修正を加えています［1962］。

> ダブルバインドを、「拘束する加害者と縛られる被害者」という視点からとらえるべきではありません。むしろ、システムの作動にとらわれた人々という説明のほうが役に立ちます。このときシステムは、人間関係に矛盾や葛藤をもたらし、その結果、個人の心を悩ませるものになります。

　つまりベイトソンは、単にメッセージをやりとりする際のパターンに着目するのではなく、ここに述べた矛盾や葛藤を発生させるような、関係性のより大きなシステムのほうに注目するようになったのです。

ミラノ派のシステム論的家族療法へ

　ベイトソンの研究プロジェクトに続く数十年間、精神病の子どもとその家族についての研究がいくつもなされてきました。しかし、精神病に対する発展的な治療モデルとして、ミラノ派の仕事に匹敵するような研究は見当たりません［Hoffman, 1901］。コミュニケーション・アプローチを用いた精神病への治療的接近という点で、ミラノ派の研究はベイトソンの次に重要な貢献といえるでしょう。

　ダブルバインド理論の強い影響のもとで、ミラノ派は、いわゆるシステム論的モデルをつくり上げました（185頁〈システム論的家族療法✎〉参照）。この治療モデルは、重い精神障害や精神病、拒食症の子を持つ家族のためものでした

訳注2……保険会社が治療内容に大きく介入する権限を持つアメリカの医療サービスの提供形態。

［Selvini-Palazzoli et al., 1978］。ミラノ派はコミュニケーションのパラドックスを解除するための〈対抗逆説法🔖〉を導入しました。それはたとえば、問題をかかえた家族に〈肯定的意味づけ🔖〉のための新たな視点を提案したり、新たな習慣的行為を命じたりする、などといった手法です［Boscolo et al., 1987］。

心理教育的アプローチとの関係

彼らのアイディアは、アメリカやヨーロッパの家族療法の分野に大きな影響をもたらしました。しかし現在、精神病者へのアプローチにおいて、ミラノ派の影響の名残りをとどめている国はごくわずかです。いまやアメリカでは、家族への心理教育的アプローチ（心理教育プログラム）のほうがはるかに盛んです。このアプローチは、家族に対する基本的姿勢という点で、ミラノ派とは異なった考え方に根ざしています［C. Anderson et al., 1980; Faloon et al., 1984; Goldstein, 1996; McGorry et al., 1996］。

オープンダイアローグと心理教育プログラムには共通点もあります。患者や家族を「病気の原因」とか「治療すべき対象」と決めつけないこと。むしろ彼らを「回復の過程に必要な力を秘めたパートナー」と考える点です［Gleeson et al., 1999］。ただし精神病の治療については、オープンダイアローグと心理教育プログラムとでは理論的にかなり異なります。どう違うかについては、以下の論文をお読みください［Seikkula et al., 2001a］。

ナラティブの登場

最後にマイケル・ホワイト［1995］の仕事を紹介します。彼は精神病の治療において、問題を〈外在化🔖〉するため、〈ナラティブ・セラピー🔖〉の手法を用いました。この手法は精神病患者の経験する攻撃的な幻聴を、患者の内的体験の表れとみなすのではなく、その人の外側にあるものと位置づけることによって緩和しようとするものです。

同じようにオープンダイアローグも、外在化や社会的な対話を目指すのですが、ネットワーク（82頁の訳注参照）についてはもう少し組織的な形で利用して

います。北ヨーロッパ以外の地域では、急性精神病の家族療法において、ネットワークは活用されてきませんでした。

オープンダイアローグの誕生

家族療法から「ネットワーク」へ

患者・家族の戸惑い

　家族面接を開始した1980年代、ケロプダス病院のチームはミラノ派のモデルを採用していました。しかし公的制度のもとでシステム論的な治療をおこなっていくうち、チームはそれまで経験したことのないジレンマに行き当たります。そもそも患者の家族が、家族療法に参加したがらなかったのです。このため、システム論とは決別せざるを得なくなりました。

　1980年代初頭、治療者の勧めを素直に受け入れる患者や家族はごくわずかでした。この現実的問題をどう解決するか、理論と実践の改革はここから始まりました。

　ミラノ派の手法は、理論としてはエレガントですが、実務においては似たような問題が少なくありませんでした。とりわけ、治療者のオフィスから一歩外に踏み出して、異なった状況下でその手法を応用をしようとするときに問題が起こりました。また、ミラノ派のやり方で家族とかかわることに戸惑いや困難を感じるという臨床家からの報告も多く見られました［Andersen, 1992, 1995; Hoffman, 1992, 2002; Lannamann, 1998］。

　高度に専門的かつ抽象的な理論は、えてしてこんなふうになりがちです。本来ミラノ派は、「ゲーム」という比喩を使うことからもわかるとおり、家族を治療の"パートナー"としてではなく、治療の"対象"とみなすようなところがあります。また、フェミニズムや人権派の方面からは、さらなる重大な問題提起がなされています。**虐待や家庭内暴力といった状況のもとでは、システム論的な中立性など何の役にも立たないからです**［Goldner et al., 1990; MacKinnon et al., 1987］。

治療ミーティングの発見

ケロプダス病院では1984年から入院治療のあり方を全面的に見直すことにしました。患者の家族を遠ざけ、治療対象とみなすことの問題点がはっきりしたためです。以後、病院のスタッフは、何をおいてもまず「治療ミーティング」（以下、ミーティング）を優先するようになりました。

ケロプダス病院の一部が国の精神医療システムに組み入れられたことが、変革をさらに後押ししました。国の機関である以上、すべての人に平等に開かれた場所でなければなりません。フィンランドでやる以上は、家族療法向きの患者ばかりではなく、あらゆる患者を受け入れなければならないのです。

トゥルク地方のアラネンらのチームは、ニーズ適合型アプローチの一環として独自のミーティングを開発しましたが［Alanen, 1997］、このミーティングそのものが、治療の中心的地位を占めるようになりました。社会構成主義の考え方をベースに、〈バフチン〉［1984］とヴォロシノフ［1996］、そして〈ヴィゴツキー〉［1970］らによる対話主義の思想が加味されることで、開かれたミーティングにおいて何が起こっているのかについての理解がいっそう深まりました。それらは家族療法セッションとは対照的な、まったく新しい現象だったのです。

さらに、アンデルセン［1987; 1990; 1992］が考案した「リフレクティング・チーム」の手法とガルヴェストン・グループの〈協働的言語システムアプローチ〉［H. Anderson & Goolishian, 1988］が臨床的枠組みを提供することで、現在オープンダイアローグと呼ばれている技法が発展してきました。

ミーティングを組織する

いつ始めるか

オープンダイアローグの基本はミーティングです。危機的状況に対して素早く支援するため、**ミーティングは依頼を受けてから24時間以内に開かれます**。危機対応チームは病棟と外来のスタッフから構成され、ミーティングは可能な限り患者の自宅でおこなわれます。患者本人と危機対応チーム、そのほかの重

> 依頼を受けてから24時間
> 以内にミーティング開始

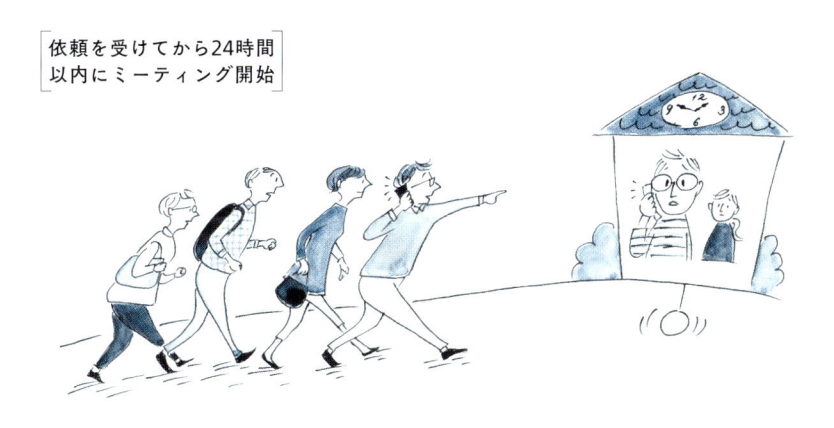

要な関係者全員(親戚、友人、他の専門家など)の参加が求められます。

ミーティングでは、全員がひとつの部屋で車座になって座り、その場で自由に意見を交換することができます。

誰が責任を持つか

> 最初に連絡を受けた
> スタッフが責任者に

チームの招集やミーティングの開催は、**家族からの依頼を最初に受けたスタッフが責任を持っておこないます**。治療チームのメンバーが率先してミーティングを組織し、対話を導いていきます。メンバー全員がインタビュー役に回ることもあれば、あらかじめ質問担当や、ファシリテータを決めておくこともあります。

チームの編成はさまざまで、そのときどきの状況や家族の治療歴に応じて変わりますが、その際、今まで治療にかかわってきた専門家は全員招かれることになります。

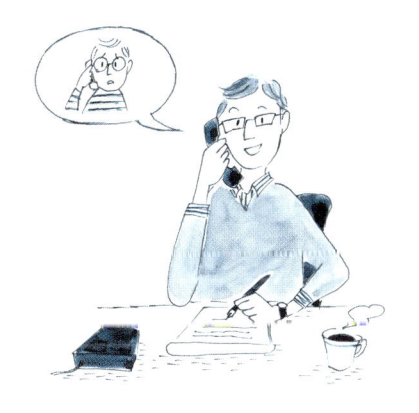

何を決めるのか

　治療や薬物、あるいは入院にかかわる事柄は、**必ず全員がそろった場で話し合われ、決定されます。治療に関して、スタッフ限定のミーティングはありえません。**

　まずは家族にそれぞれの不安や心配について話してもらい、治療上の決定事項は、ミーティングの後半で話し合うといいでしょう。ミーティングの結果については、とりわけ何が決まったかについては、おしまいにまとめておきましょう。何も決まらなかった場合でも、決まらなかったことを確認し合いましょう。1回のミーティングに要する時間はさまざまですが、おおむね1時間半もあれば十分です。

いつまでやるのか

　患者が入院しようとしまいと、**引き続き同じチームがかかわり続けることになります**。患者とその関係者らと面接を続けるためです。それはごく短期間で済む場合もあれば、かなり長期にわたる場合もありますが、いずれにせよ急性期を脱して症状が消えるまでは続けられます。

　この「心理的連続性」という考え方、つまり同じチームが一定期間かかわりを持ち続けていくことが、このアプローチではとても大切なことなのです。家族が危機を脱したことがはっきりするまで、このかかわりは続けられます。

［当人や家族のいないところでは何も決めない］

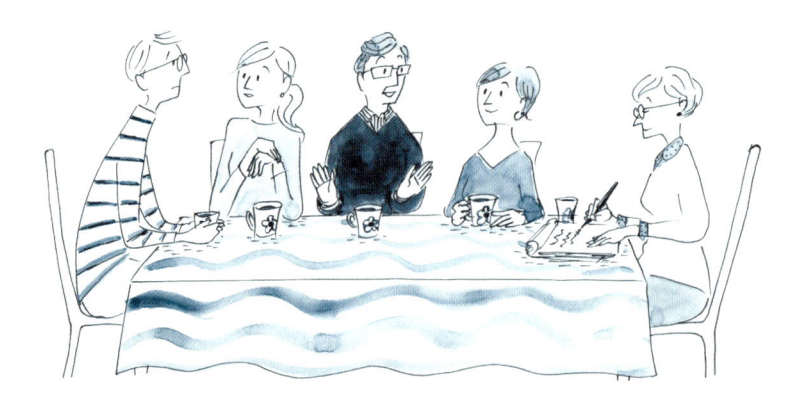

[同じチームが
ずっとかかわる]

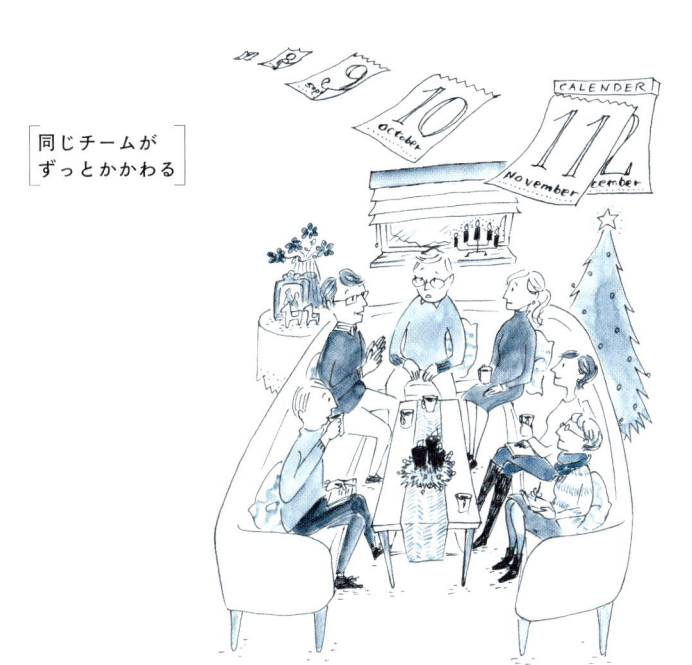

ミラノ派との決別

　ミーティングの手法が確立したことで、セッションどうしの間隔が開きすぎるミラノ派のやりかたは過去のものになりました。また、精神病の危機において、会話と言語がどのような役割を担っているかが明らかになり始めました。

　一般に危機介入は、ミラノ派のモデルには存在しないことになっています。ところが実際にはミラノ派は、危機というものを「家族ゲーム」における好ましくない「移行」と考えており、治療チームの役割は、それに"抗する"ことだとみなされています〔訳注〕[Selvini-Palassoli et al., 1978]。ですから私たちが、**危機にある家族と毎日のように会ったり、家族と協力して事に当たることは、このようなミラノ派の手法を捨てたということなのです**。

　こうして、ミーティング手法の確立というオープンダイアローグへの第一歩が踏み出されました。これは、さまざまな違いにもかかわらず、ミラノ派の技法そのものに備わった可能性ゆえかもしれません。この技法についてリン・ホ

訳注……つまり彼らは、「病理を見出してそれを解決する」というモデルから自由になれないのである。

1　精神病急性期へのオープンダイアローグ

フマンは「一連の手順というより『学習することを学習する』モデル」だと述べています。つまりシステム論的アプローチは、再帰的に考えること、自身の前提や根拠を変容させること、そして行きづまった困難な状況における実践、などを専門家に教えたのです［Boscolo et al., 1987］。

目から耳へ、そして皮膚へ

1980 年代のはじめ、ボスコロとチキンは第 2 世代システム論のフォン・フェルスターやヴァレラ、〈マトゥラーナ 🔖〉といった研究者たちの仕事に触発され、大きな影響を受けていました。

彼らが主張したことは、システムを環境から切り離して客観的な立場から語ることなどできない、ということです。可能なのは、観察者の視点をも含み込んだ「観察システム」について語ることのみです。つまり、患者家族とどんなふうに出会ったとしても、そこには専門家が臨床に持ち込んだ幻想が含まれているのです。

第 2 世代システム論への転換は、ミラノ派が紆余曲折を経たのちにたどりついた最終地点、とりわけ〈円環的質問法 🔖〉についての論文中にすでに胚胎されていました［Selvini-Palazzoli et al., 1980］。この論文は、家族病理を見つけ出すことよりも面接そのものの進め方を重視しており、"治療"的介入よりも"会話"的手法に注目することで、臨床現場にもたらされる〈言語論的転回 🔖〉を予期させるものでした。

フィンランドのチームにおける最初の変革は、第 2 世代システム論の考え方とも一致していました。この変革は、親密な関係にある人全員に治療的にかかわることで、家族とのかかわり方を変えるところからスタートしました。システム論のアナロジー（類比）は、視覚と観察のメタファー（隠喩）とともに、その後しだいに使われなくなりました。「**声**」と「**聞くこと**」のメタファーがこれにとって代わり、次いで「**感じること**」と「**触れること**」にかかわる比喩に置き換えられました［Hoffman, 2002］。

こうした考え方は、言葉をかわしつつ対話を回していくことを強調します。

そして治療行為というものを、治療者と患者がともに創造していくプロセスであると主張するものです。オープンダイアローグは、「肯定的意味づけ」といった家族療法の技法は捨てる一方で、ベイトソン-ミラノ派のいくつかの重要な概念、たとえばコミュニケーション論や肯定的態度の重視といったものは温存することにしたのです〔訳注〕。

オープンダイアローグの詩学

オープンダイアローグにおけるミーティングでの言語実践は、他の治療技法とはっきりと異なるものになっていきました。先にも述べたとおり、治療面接の基本となるのは、「不確実性への耐性」「対話主義」、そして「ポリフォニー」です。これらは循環的な相互作用のもとで一体となって作動しているわけですが、あえて個別に検討してみましょう。

不確実性への耐性

対話がアリアドネの糸

不確実性への耐性は、体系的に仮説を立てたり評価判定をしたりというやり方とは、ちょうど正反対の考え方に立脚しています。

臨床場面において「不確実性への耐性」を支えている要素は、何度もミーティングをすることと、対話の質を高めることです。家族が危機のなかで孤立していると感じないように、十分な頻度で──必要があれば毎日──ミーティングの機会が持たれることになります。チームはミーティングの予定を慎重に管理しますが、重大な危機の場合は、10〜12日間にわたって毎日ミーティングをおこなうことも考慮に入れます。

不確実性というものは、治療が安全なものと感じられる場合にのみ、耐えられるものです。深刻な危機に際しては、**治療者と家族は一定期間、危機的状**

訳注……「肯定的意味づけ」は治療者の立場から患者に対して一方的になされる価値判断であり、相互性に乏しい。オープンダイアローグで重要なことは、肯定的な態度のもとで、対話のなかからどちらからともなく価値判断が生まれてくることである。

況がはらむあいまいさと格闘しなければなりません。それを可能にするのが対話です。対話こそが、迷宮から脱するための「アリアドネの糸」なのです。

　危機によって生じる不安や恐れを受け止め、かかえていくためには、治療的文脈や場面づくりに十分に配慮しなくてはなりません。安心というものは、まず話に耳を傾け、その場のすべての人の発言や考え方に対して応答していくことによって、はじめて確保されるものです。要するに、参加者それぞれをまっとうなメンバーとして扱う、ということがなにより大切です。

　この耐性が構築されれば、それは家族と患者にとっての貴重な心理的（すなわち「対話的」）資源となるでしょう。みずからの困難な経験をうまく言い表せずにいた患者と家族は、こうして治療の主体となるのです。

結論を急がない

　危機的状況が突きつける「いま何をなすべきか？」という問いについては、**対話そのものが答えを出すか、そもそもの問題がなくなってしてしまうまで、回答は保留されます**。すぐに助言したり結論を急いだり、従来どおりの介入手段に訴えるやり方では、安全と信頼の確立はおろか、精神的な危機の真の解決にはつながりません。

　予断や憶測は、ことのほか避けるべきです。なぜならそれは参加者を沈黙させ、自然な解決方法を見つけにくくするからです〔Andersen, 1990〕。治療者は、問題についていかなる予断も持たずに、対話そのものが新たなアイディアや物語をもたらすことだけを願って対話に参加するのです。

　最後に。不確実性への耐性は、アンダーソンとグーリシャン〔1992〕が提唱した「無知の姿勢 not-knowing position」を連想させますが、それとは異なります。そこで提案されたのは、クライアントが専門家に、専門職が素人になるような知のあり方でした。しかしフィンランドのアプローチが明らかにしたのは、「他者と共にある在り方」「自己と共にある在り方」です。

　「在ること」と「知ること」は別物なのです。私たちのやり方の意義は、リルケの「答えの中へ生きていく」という言葉に尽くされています〔訳注〕。

対話主義

共有可能な言語をつくる

　不確実性に耐えることは、バフチンの対話についての考え方にすでに織り込まれていました。なぜなら彼は対話を、チーム、個人、社会ネットワーク間におけるコミュニケーションの枠組みと考えていたからです。この考え方はネットワークを構築することに加え、対話によって患者の孤立感をやわらげようとする努力を後押ししてくれます。

　〔コミュニケーションによって現実が構成されるという〕社会構成主義の視点に立つなら、精神病とは一過性ではあれ根源的な、恐るべき疎外です。そこはいわば「不毛の地」であり、耐えがたい経験が名づけられることもなく、患者は声も代弁者も奪われてしまっています［Holma, 1999: Seikkula, 2002］。オープンダイアローグが目指すのは、精神病的な発話、幻聴や幻覚にとどまっている特異な体験に、共有可能な言語表現をもたらすことなのです。

　バフチン的な対話の概念を精神病に応用するという発想は、「言語とコミュニケーションが社会的現実を構成する基本要素である」とみなす伝統から来ています。言葉を組み立て、象徴的なコミュニケーションを確立していく。それは声とアイデンティティを生み出しながら人と人とのあいだをつないでいく、主体的な活動なのです［Gergen, 1999］。

　かくして危機は、自己と世界を構成する物語、アイデンティティ、関係性といった"織物"を織り上げ、あるいは織り直すための、またとないチャンスとなるでしょう。

訳注……「あなたはまだ本当にお若い。すべての物事のはじまる以前にいらっしゃるのですから、私はできるだけあなたにお願いしておきたいのです、あなたの心の中の未解決のものすべてに対して忍耐を持たれることを。そうして問い自身を、例えば閉ざされた部屋のように、あるいは非常に未知な言語で書かれた書物のように、愛されることを。今すぐ答えを捜さないで下さい。あなたはまだそれを自ら生きておいでにならないのだから、今与えられることはないのです。すべてを生きるということこそ、しかし大切なのです。**今あなたは問いを生きて下さい。そうすればおそらくあなたは次第に、それと気づくことなく、ある遥かな日に、答えの中へ生きて行かれることになりましょう。**」

［ライナー・マリア・リルケ著、髙安国世訳『若き詩人への手紙・若き女性への手紙』新潮文庫、30-31頁、傍点は同書、太字は斎藤］

まずは聴くこと

このようにオープンダイアローグは、バフチンの対話主義の概念を、傾聴と理解が「共進化」していくプロセスへと翻案していきます。それはフランスの哲学者、ジャン=フランソワ・リオタールが「著者なきゲーム」と呼んだものと重なります。

この概念は、リオタールがウィトゲンシュタインの言語ゲームに依拠しつつ、西洋哲学とその議論について命名した「思弁ゲーム」とは対照的です。リオタールは、「聴取のゲーム」は「公正さのゲーム」だと述べています。そこで大切なのは聴くことであり、話す際も「聴き手のように話す」ことである、とされています〔訳注〕［Hoffman, 2000］。

そうだとすれば、オープンダイアローグにおいて「**聴くこと**」は、「**質問すること**」**よりも重要**です。このため、ミーティングの最初の問いかけは、できる限り開かれた形でなされます。家族や社会ネットワークのメンバーが、その場で気になったことならどんなことでも話せるように、めいっぱいハードルを下げるのです。だから治療チームは、あらかじめテーマを設定したりしません。

意味は応答でつくられる

まさにそのはじまりから対話を生み出していくために、質問者がなすべきことのひとつが、患者であれ誰であれ発言に対して「応答」を返していくことです。ただしその応答は、患者のそれまでの発言をふまえた別の質問という形をとるのが普通です。

バフチン的な視点に立てば、あらゆる陳述や発言は応答されなければなりません。発言と応答を結び合わせる対話の美学というものがあって、それが対話を、聞き手がいない"モノローグ"とは異なる"ダイアローグ"へと導いてくれるのです［Volshinov, 1996］。

言葉は、私たちの多様な言語的進展から、さまざまな意味の痕跡や断片を受け継いでいます。バフチンは自身の造語である〈ヘテログロシア（言語的多様

訳注……ここは簡単にいえば、リオタールが西欧的な思想のありようを他者に開かれていない「思弁ゲーム」だと批判し、これに対して「著者なきゲーム」＝「聴取のゲーム」は、聴くことを通じて他者に開かれていると評価したことをふまえている。

性）🔖〉についての説明のなかで、「意味」とはなんら固定的な本質などではないと述べています。意味とは、今まさになされている言葉のやりとりの中からのみもたらされるものなので、精神病的なエピソードを意味づけていく作業においても、話し手と聞き手が緊密に連携する必要があります。

　治療プロセスに参加する際には、言葉について創造的な姿勢が求められます。ここで言葉とは、参加者の発言のみならず、その場の空気や参加者の身体的な反応を含んでいます。こうした姿勢があれば、患者やその関係者、あるいは専門家が出会う「対話の境界領域」のなかから、苦悩を言い表すための言語が生まれてきます。それこそが、苦しんでいる患者に〈声〉をもたらすのです。

ポリフォニー

システムは見ない、声を聴く

　オープンダイアローグにおいては、治すべき対象、構造、あるいは「ゲーム」といったものは存在しません。かわりに、ポリフォニーを生み出す複数の主体が存在します。家族内の関係の構造や、コミュニケーション・システムといった考え方に異議申し立てをする、このような言語的パラダイムをはじめて唱えたのはアンダーソンとグーリシャン［1988］でした。ホワイト［1995］のポスト構造主義的アプローチも、立場は同じです。

　治療チームはもはや、家族構造には注目しません。かわりに、対話にかかわるすべての個人に焦点を当てます。これは次のようなことを意味しています。「システム」は、新たな対話のたびごとに創造されていること。そのとき会話は、家族のルールや構造ではなく、新たな現実を生み出しているということ。

　システムを変えるための介入を重視するシステム論的アプローチとは異なり、対話的アプローチは、親密圏において個人の苦悩の意味がもっと明確になるような共有言語の創造を目指すのです。

　オープンダイアローグにおいては、すべての人が自分なりのやり方で会話に加わることができます。普通は質問者が、まずミーティングを依頼してきた人とやりとりを始め、それから他の人たちの意見も聞いて、何が心配なのかを聞

き出していきます。

　質問はできるだけ答えやすいように、たとえば「いつから息子さんのことを心配するようになったんですか？」といった形でなされます。

　ここで最も大切なことは、質問者が、**今まさに苦悩のただなかにある人とのコミュニケーションに細心の注意を払うことです**。苦悩の当事者の言葉と意味内容こそが、対話の焦点となるからです。

　これは、円環的質問法などとは対照的です。ダイアローグ的なアプローチでは、ただひとつの真実を明らかにすることなどよりも、多様な表現を生み出していくことを大切にしています。

リフレクティングをどうやるか

　重要なルールがひとつあります。すべての参加者がコメントする権利を持っているということです。ただし専門家は、テーマにそぐわない質問やリフレクティングで、対話を遮るべきではありません。専門家がコメントできるのは、テーマに即した質問をするときと、それについてのリフレフティングを他の専門家と始めるときのみです［Andersen, 1995］。

　リフレクティングで話し手と聞き手が交代する。それは患者と家族に、自らの経験を再構築するための新たな機会をもたらすでしょう［Andersen,1995; Seikkula et al., 1995］。

　オープンダイアローグはリフレクティング・チームの考え方に影響を受けてはいますが、それほど構造化されておらず、より自然発生的な議論である点で異なっています。ずっと何年も似たような状況で仕事をともにしてきた専門家たちのあいだで、大きなストレスや困難にぶつかったときに、リフレクティングが即興的に生じることがあります。この種の対話は情緒的な安心や自信をもたらし、病的なコミュニケーションから物語をつくり出しやすくしてくれます。

結論も合意も目指さない

　意見が食い違ったときに大事なことは、正しいか間違いか白黒はっきりさせるこ

とではなく、すべての声が受け入れられ、傾聴とやりとりが促されることです。これはなにも、あらゆる見方を受け入れるべき、という意味ではありません。もちろん同意しない自由もあります。安全な雰囲気のもと、異なった視点が表明されるところから、ポジティブな変化が生じてきます。

　この場合のゴールは、苦労してコンセンサスに至ることではありません。理解と理解を結び合わせることです。患者と家族にかかわる問題は何であれ、彼らの目の前で話し合うべく最大限の努力がなされます。そこにはミーティングそのものへの反応も含まれます。それゆえミーティングのあとの振り返りは、最低限で済むのです。

　オープンダイアローグはミラノ派の伝統に根ざしています。しかし同時に、ポストモダン・パラダイムのきわめて洗練されたモデルでもあります〔Andersen, 1995; H. Anderson, 1997; H. Anderson & Goolishian, 1992; Hoffman, 2002; Penn, 2001〕。

　デリダ〔1971〕によれば「それを移送するものから厳格に独立した本質」は存在しません。言い換えれば、人間の表現や表出から切り離され外在化された、真理とか現実なるものはありえないということです。**治療的な要素は、社会ネットワークに対する対話主義的アプローチの効果として生じます**。それは、新たな言葉や物語が共有可能な言説に入り込んでくる、という形になります。

　治療を達成するために、ミーティングの言語的実践は、まず十分に時間をかけて人々を支えていきます（不確実性への耐性）。そこにはふたつの目的があります。ネットワークのなかの重要な他者の助けを借りながら（ポリフォニー）、語り得なかったものに声を与えること（対話主義）です。

ペッカとマイヤの物語

　以下の対話は、ある意味でかなり例外的なケースです〔原注〕。ペッカという

原注……事例については特定できないよう改変を加えている。

男性の症状が面接しているうちに消えてしまい、治療から7年経っても再発しなかったのです。この成果は並外れたものです。精神的な危機というものは、2〜3年は続くのが普通ですから。

いまだ語り得ない経験のための言葉が共同で構築されていく治療のプロセスが、この事例にはわかりやすく示されています。ただ、それにどのくらいの時間がかかるのかは予測できません。初回のミーティングから、こうした治療プロセスが成立する場合もありますが、多くはもっとたくさんの会話を重ねる必要があります。

治療チームはペッカの家へ

ホームドクターが、金物店に勤める30歳の既婚男性、ペッカの診察をしました。ペッカが言うには、彼はある陰謀に巻き込まれており、その組織の人間につけねらわれている、とのことでした。医師は精神科病院の入院担当チームに連絡をとり、ミーティングの場が設けられました。

出席者はペッカ、彼の妻のマイヤ、ホームドクター、心理士、そして3名の看護師でした。小柄な妻に付き添われたペッカは、背が高くがっしりとした男性です。妻がチームを部屋に案内し、みんなで隣同士に座りました。

ミーティングは、はじめのうちはペッカがずっと話し続けていました。マイヤは黙って座っていましたが、その目はじっと夫を見ています。ペッカはときどき振り返って、妻が自分の話に納得しているかどうか確かめながら話していました。

ペッカの言動ははじめ病的で筋が通らず、訳がわかりませんでした。最初の30分ほど話題はとっちらかっていて、いっこうにまとまりませんでした。ところが、ついに流れが変わりました。看護師がペッカの妻に、「何が心配なの？」と尋ねたのです。この問いかけがペッカの病的な言動に変化をもたらし、そこから対話が始まりました。

マイヤ　ええ、ペッカには何かが見えていたみたい。それでみんなのことを

疑い出して。
ペッカ 　［うん、だから……〔原注〕
マイヤ 　なにか、みんなが彼に苛立っているみたいな。
ペッカ 　［……だから僕はそういうつもりじゃないって言おうと……
マイヤ 　それで誰かが先のことを心配したら……
ペッカ 　［……そう、彼女はかなり神経質だったんだけど……
マイヤ 　似たようなことが8年前にもあったんです。
ペッカ 　あのときは、すごく大変だった。
マイヤ 　彼はお父さんのことさえ怖がってたんです。お父さんが彼のことを殺そうとしてるって。
心理士 　どうやって解決したの？　治療を受けたとか？
マイヤ 　治療は受けてませんでした。どうやって解決したかは自分でもよく覚えてないんですが、たぶん自然に収まったんだと思います。

　マイヤのくわしい説明は筋が通っていたので、治療チームにもだんだん状況がわかってきました。この時点では、ペッカとマイヤはほぼ同時に発言しながら、ポリフォニックに話していました。**チームは夫婦に代わりばんこに話させるといった整理はあえてしませんでした**。むしろチームは、この夫婦の会話スタイルに合わせることにしたのです。

　しょっぱなのやりとりが終わるころには、ペッカの話はずっとわかりやすいものになっていました。なにしろはじめは、言葉も考えもめちゃくちゃに混乱していたのですから。ここで一瞬かいま見えた明晰さは、ひどい状況を言い表すための共有言語がもたらされる兆しだったのです。

　ミーティング開始から40分ほどして、マイヤとペッカは発病につながった出来事について話し始めました。ふたりの言葉は、自分たちの身に起こったことを目に見えるように描き出し、それは感動的なものでした。それ以前は脈絡

原注……［ の記号は他の話者との同時発話を表す。

なく断片的な言葉にしかならなかった経験から、ひとつのナラティブをつくり出したのです。

　危機をもたらした出来事について、質問者が注意深くゆっくりとした説明を聞き出していくなかで、こうした変化は生じてきました。この会話によって、ペッカは自分の経験を言葉にできるようになり、彼の病的な表現は減少したのです。

金曜日のエピソードを語り出す

　マイヤもペッカも、発病が金曜日だったという点については一致していました。そこで心理士は、金曜日に何があったのかをくわしく尋ねました。

　もうすぐクリスマス休暇だというのに、仕事もなくプレゼントを買うお金もなかったとペッカは言いました。前の雇い主は、ペッカに支払われるはずのボーナスをまだ払っていなかったのです。ペッカは板挟みになって苦しんでいました。ボーナスを請求すれば雇い主との関係が悪くなるし、かといって請求しなければ、家族にクリスマスプレゼントを買ってやるという父親の役目が果たせなくなります。

　大きな不安をかかえながらも、雇い主に電話してボーナスを請求してやろうとペッカは決意しました。しかし雇い主の対応はひどいものでした。ペッカをゆすりたかりのようにあしらったのです。このひどいやりとりの最中のこと、たまたまその地区で停電があり、灯りが消えて真っ暗になりました。以下は夫婦とのやりとりの一部です。

心理士　なるほど、そしてレイ（雇い主）はあなたが彼をゆすっているみたいに言ったんですね？
ペッカ　ええ、それで……
医師　それで電話は終わり？
ペッカ　いえ、まだです。僕は続けて「ゆすってるわけじゃありません、もちろん。でも、もしお願いできるのなら、クリスマスのお金が必要なんで

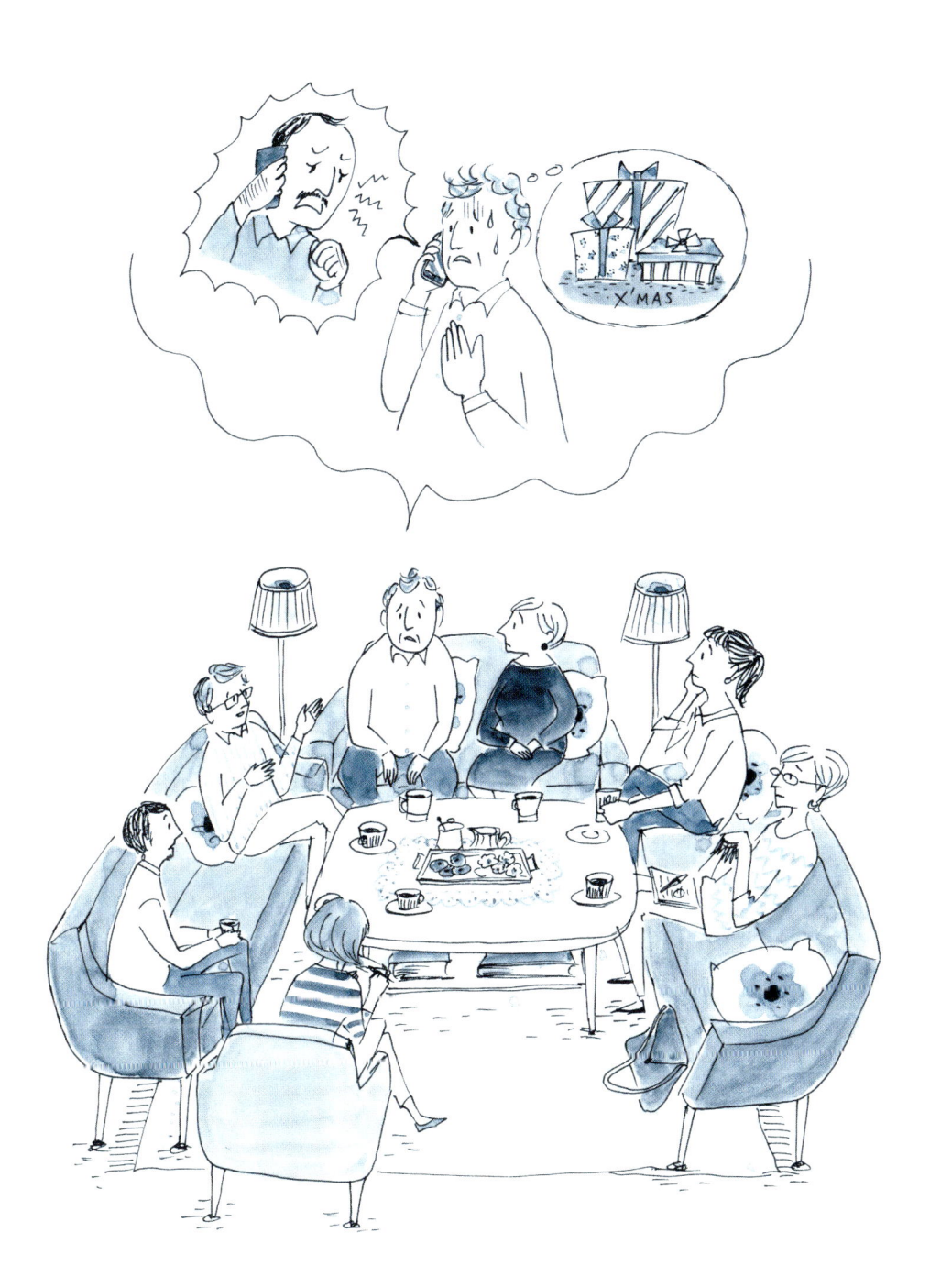

1　精神病急性期へのオープンダイアローグ

	す」と言いました。
心理士	彼は支払うことを約束してくれたんですか？
ペッカ	彼は「わかった。ちょっと調べてみよう」と言いました。そこで突然、停電になったんです。それで本当に困ってしまって。コンピューターや電源も不安定になるし……それでなんとなく、彼が僕と連絡をとろうと思ってるんじゃないかと感じて。
心理士	それがあなたを困らせたこと？
ペッカ	ええ、彼がえらくびっくりしてるんじゃないかと。
マイヤ	明かりが消えたときね。
ペッカ	それで僕にはピンときたんです。何か陰謀がたくらまれているな、と。

話は核心へ

　ここに至って、いまだ語られていなかった出来事がようやく語られています。ペッカはまるで檻に閉じ込められているかのようでした。異議申し立ても逃げ出すことも禁じられた矛盾の檻のなかに、です。

　彼は停電という恐ろしい偶然を、自分をはめるための罠だと考えました。何か月にもおよぶ極度の緊張がピークに達したために、ペッカに妄想的思い込みが生じたのだとチームは考えていました。なにしろ彼には、全然お金がなかったのですから。

　チームは一連の出来事について、さらにくわしい話を夫妻に求めました。彼らはそうやって、精神病のさらなる"脱構築"を促したのです。発病に際してペッカを圧倒した恐怖について語らせることによって、です。

　ペッカははじめて幻覚が起きたときの恐怖を追体験しているかのようでした。チームのひとりが、停電のときどんなことを思ったのかをペッカに尋ねました。ペッカの恐怖を言語化するためです。

心理士	あなたは死ぬことを恐れていた？
ペッカ	うーん、そこまでではないけれど……でも、その場から離れたほう

がいいなとは思いました。レイがキレていろいろとまくし立てたので、何をされるかわかったもんじゃないなと。
心理士　で、どう思ったんです？
ペッカ　もし彼がこっちにやって来たらどうしようと……そうなったらもう彼を止められないんじゃないかと。
医師　彼があなたを探しにやって来る。
ペッカ　そう、彼はやって来る。
医師　あなたを殺しに来る、というわけですね？
ペッカ　うーんと、それは……それはもちろん、最悪の場合なんですけど……

　ペッカが感じていた感情の意味をはっきりさせるために、質問者はあえて強い言葉を用いました。すなわち「あなたを殺しに来る、というわけですね？」と。この言葉は、ペッカの恐怖に、明確かつ具体的な新たな表現をもたらしました。それは本人も、ためらいなく受け入れられる言葉だったのです。
　この時点ですでにミーティングへの安心感と信頼、そしてペッカとチームのあいだには信頼関係が十分に醸成されていました。かくしてペッカにとって、最大の恐怖についてやりとりができるようになったのです。こうした一連のやりとりは、不確実性に耐え続けることで対話にどんな帰結がもたらされるかの好例となるでしょう。

リフレクティング開始！

　ここでチームは、リフレクティングをおこないました。オープンダイアローグにおけるリフレクティングは、最悪の経験を語ったり、ひどい混乱におちいりそうな状況でなされることがよくあります。
　リフレクティングでは、チームは「論理的意味づけ」のスタンスをとります。いわゆる「肯定的意味づけ」より適切であると考えられるからです。肯定的意味づけは、患者の症状がまるで有益なものであるかのようにこじつけようとします［Boscolo et al, 1987］。一方、論理的意味づけは、問題になっている経験や行動が、

その文脈においてどんな意味を持つのかを説明するものです。

　チームメンバー間のリフレクティングは対話主義の原則にのっとっています。**ここで大切なのは介入することではありません**。夫妻の経験を語るための言葉をつくり出すことです。その言葉が、夫妻の声と主体性を再構築してくれるのです。

　ここでチームがなすべきことは、問題についての新たな理解を、積極的に模索することです。ペッカとマイヤの語る言葉を用いながら、つまり夫妻の言葉を土台にして、会話は進みます。

心理士　ちょっとこのまま、お待ちいただけますか？　私たちのあいだでやりとりしたいので。さて、どんな感想を持ったかな？　何か連想したことはある？

医師　うん、ちょっと思ったのは、ペッカの話を聞いていて、この人は自分自身よりも他人の気持ちを忖度するタイプの人かなと。

ペッカ　少しそういうところがあるかも……

心理士　自分自身のことよりも？

医師　そう、自分よりも仲間のことを。

心理士　年末のボーナスをレイに請求したときも、レイにどう思われるかで気をもんだりとか……

医師　そうだね。

心理士　もらえるはずのボーナスを取り戻すことよりも、レイの気持ちのほうを心配してしまうんですね。

医師　それで私も、そのときの彼がどんなに大変だったかを考えてみたんです。ペッカは、自分の権利を強く主張したり、もらえるものはもらうと要求したりするのが苦手な人なんじゃないかなと。［……］あと、ペッカはいつも今みたいに、くわしい説明をする人なのかな、とも思いました。ひょっとしてこれは、彼独特の困惑や恐怖のサインではないのか？　でなければ私たちに、もっとくわしく伝えたいことがあるんじゃないでしょうか？　だか

ら彼は、わかりにくいこと、つかみどころがないことについて、あんなふうにとことん話してくれたんでしょう。

心理士 そうね、人は何が起きたかわからないとき、それをくわしく説明しなくちゃならないと思ってしまうのかも。「これってどんな意味があるんだろう？」とか「どうして自分はそう思っちゃうんだろう？」みたいに。ある意味で、全体が見渡せないときほど、人はその意味を探ろうとして細部にこだわってしまうのかもね。

医師 逆に、何かが明らかだったり理由がはっきりしていることで全体像が見えないとか、状況がわからないと思ってしまったりすることだってある。

心理士 （ミーティングのはじめにペッカが話した、テレビが彼に個人的なメッセージを送っていたという件に触れながら）なるほど、そうなると何が重要で何が重要でないかも、わからなくなりますね。テレビから自分の頭のなかにだけメッセージが届くなんて、最悪でしょう。アメリカのどこかでつくられた番組なのに。

医師 ……何年か前にありましたね。

　こうした対話のやり方で、チームメンバーは、ペッカとマイヤが話してくれた出来事についてリフレクティングしました。

　ミーティングのおしまいに、質問者はもう一度、きっかけとなった一連の出来事に話を戻しました。停電と前の雇用主の反応について、ペッカがまだ妄想的な考えを持っているのかどうかはっきりさせるためです。心理士がそれらの出来事を偶然の一致と思うかどうか尋ねてみたところ、ペッカは、今はそう思えると答えたのでした。

　ペッカが前の雇用主とのあいだに不思議な力が働いているわけではないと思えるなら、もう病的な状態ではないということでチームの意見は一致しました。こうした変化のもとで、彼は主体性の感覚を取り戻しつつあるようでした。それは、抗えないもののなすがままになっていたときの彼とは対照的でした。

言葉が見出される場所

　このオープンダイアローグの事例では、深刻な矛盾を言い表すための言葉が生み出されています。家族と元雇用主とのあいだで板挟みになったペッカを語る言葉です。

　この病的な状況を、ダブルバインド理論の観点からとらえることもできます。また、この経験を名づけ、語れるようになることで囚われから解放されるという点に注目するのもいいでしょう。

　ただダブルバインドの概念は、もはや過去のものです。それというのも、この理論は、変えられるべき「異常な現実」のほうばかりを示唆しがちで、病的な世界からの出口をつくり出す「対話主義的な会話」を重視しないからです。

　こうした視点から、ミーティングは次のように位置づけられます。すなわち、**行きつ戻りつの会話が紡がれていくなかで、困難について語るための言葉が見出される場所である**、と。

オープンダイアローグのミクロポリティクス

専門職なら誰でも

　オープンダイアローグの有効性は、その制度的あるいは教育訓練的な文脈とも密接に結びついています。

　1984年以来ケロプダス病院では、このアプローチを体系的に発展させてきました。今ではミーティングは、通常の入院手続きの一環として採用されています。精神科医、心理士、看護師、ソーシャルワーカーらスタッフ全員を対象とした、3年間にわたる家族療法のトレーニング・プログラムも実施されています。

　これらの技術はどんな専門職であっても修得できると想定されており、全員平等に教えられることになっています。教育におけるこうした民主的な考え方は、ケロプダス病院の治療文化における、参画と謙譲の精神という倫理観の表れでもあります。

病院全体で取り組まれるべき実践

　マネージドケアのもとにあるアメリカでは、診療行為ごとに支払うモデルが、チーム医療の実現を難しくしています［Cofey et al., 2001］。しかしこれとは対照的に西ラップランドでは、国の医療保険制度によって専門職がチームで活動することが可能です。

　こうしたチームを基盤としたミーティングが、ケロプダス病院全体に、多くのよい影響をもたらしています。地域を拠点とする危機対応チームに病棟スタッフの参加が認められ、外来スタッフには、病棟でのミーティングへの参加が認められました。このように病院内でスタッフが立場を交換することで、メンタルヘルスに対する視点の硬直化をふせぐことができます。

　オープンダイアローグとは、適用可能なひとつの治療モデルというよりは、病院全体で取り組まれるべき実践なのです。それは結果的に、他の精神療法、特に個人精神療法との統合がなされますが、ほかにも伝統的な家族療法や芸術療法、作業療法、その他のリハビリテーション・サービスとも統合されることになります。対話主義的モデルは、治療のありようのみならず、専門性のありようまでも組織し直してしまいます。

　このようなわけで、最初に立ち上げられた治療チームは、短期間で挫折するようなことにはなりませんでした。それはかつて多くのシステム論チームが、組織からの抵抗と排除にあって短命に終わったのとは対照的です［Boscolo et al.,1987］。

　もちろん、あらゆる効果的な変革にもかかわらず、治療にまつわる問題や失敗はいまだに起こります。ただ、このアプローチにおいては、うまくいかないことも治療チームと家族との共同作業に委ねることによって、失望や落胆をも分かち合うことになるでしょう。

　むしろオープンダイアローグにおいて特に困難なのは、治療全体を通じてひとまとまりのチームを維持するという、管理ないし実践上の問題ではないかと思われます。そのまとまりこそが、危機的状況において、本人とネットワークとの心理的連続性を保証するものなのです。

治療成果の統計

新規発症事例の減少

　最後に、オープンダイアローグのミクロポリティクスについて、調査研究とその成果のデータを紹介しましょう。治療成果を提示する際に、エビデンスにもとづいた実践という語り口が主流となっている現状においては、こうしたデータが決定的な意味を持つためです。

　オープンダイアローグは、重篤な精神的危機へのアプローチとして、フィンランドで最もくわしく研究されている手法のひとつです。1988年から治療成果についての研究が重ねられ、これに加えて、ミーティングにおける対話そのものの発展を分析する質的研究もなされてきました［Haarakangas, 1997; Keränen, 1992; Seikkula, 1994; 2002; Seikkula et al., 2001a, b］。

　この新しいアプローチが制度化されてから、西ラップランド地方における統合失調症の新規発症事例は減少しています［Aaltonen et al., 1997］。さらに精神科病棟では、統合失調症の慢性患者がいなくなりました［Tuori, 1994］。

急性精神病の複数拠点プロジェクト研究から

　初発の精神病患者を対象とした準実験的研究において、西ラップランド地方はフィンランド政府によるAPI（急性期精神病の統合的治療）の複数拠点型プロジェクトの対象に含まれています［Lehtinen et al., 2000］。

　このプロジェクトは、ユヴァスキュラ大学とトゥルク大学が、フィンランド国立社会福祉保健研究開発センターと共同で実施するものです。この地方で、気分障害以外の精神病患者（DSM-Ⅲ-R）すべてがプロジェクトに参加した期間は、1992年4月から1997年3月まででした。

　その研究拠点のひとつとして西ラップランド地方は、抗精神病薬の投与なしに治療を始めるという研究に着手しました。比較対象となった他の3つの研究エリアでは、ほとんどの場合、治療の最初期から標準的な方法で薬剤が使用されていました。ちなみに、西ラップランド地方で研究対象となった患者の

58% が統合失調症と診断されていました［Seikkula et al., 2001b］。

　オープンダイアローグに参加した統合失調症患者と通常の治療を受けた統合失調症患者の比較では、治療の過程と治療成果が有意に異なっていました。

　オープンダイアローグの患者は入院にまで至る頻度が低く、対照群の患者の 100% が投薬を必要としたのに対して、抗精神病薬を必要とした患者は 35% でした。2 年間の追跡調査では、対照群の 50% に症状が残っていたのに対して、オープンダイアローグに参加した患者では 82% が精神病の症状がまったくないか、きわめて軽微で目立たない程度でした。

　西ラップランド地方の患者の就業状況は良好で、障害者手当の受給率は、対照群の 57% に対し 23% でした。対照群の再発率が 71% であったのに対し、オープンダイアローグの症例では 24% にとどまりました［Seikkula et al., in press］。

　こうした、かなり良好な予後の原因として考えられるのは、精神病患者の未治療期間が 3.6 か月まで短縮されたためでしょう。それというのも西ラップランドでは、ネットワークを中心としたシステムが、慢性化してしまう前の急性精神障害への即時対応を重視しているからです。

　要するに重要なことは、オープンダイアローグを精神医療システム全体を変革するものとみなすことです。そこには、運用のサポート、プライマリケア医と精神科医との連携、教育訓練の確保、そして並行して進める成果研究などが含まれます。このとき臨床の「詩学」は、専門的環境の「ミクロポリティクス」と調和しつつ強化されることになるでしょう。

結論

希望としてのオープンダイアローグ

　グレゴリー・ベイトソン［1962］はダブルバインドについて「もしこの病理（ダブルバインド）を退け、抵抗することができたなら、その経験全体が創造性を促すものになるかもしれない」と記しています。オープンダイアローグは、「病理（ダブルバインド）」的体験に抵抗していくためのひとつの手法です。

さらにオープンダイアローグは、社会ネットワーク（対人関係）において「変容をもたらす対話」をつくり出します［Gergen & MacNamee, 2000］。最重度の精神障害にかかわれば、失敗が日常的に起こるのは当然です。しかしオープンダイアローグは、大勢の患者が迷宮から脱出口を見出す希望となっているのです。

選ばれなかったもうひとつの道へ

アメリカの多くの地域では、公的な精神保健システムが困難におちいっています。連邦公衆衛生局長官の報告によれば、精神保健サービスを必要とする子どもと家族の 80% が、適切なケアを受けることができずにいます［U.S. Public Health Service, 2000］。

国内メディアでは、病院からなかなか退院できない子どもや成人の話題が報じられていますし、いくつかの州では、こうした状況を改善するための訴訟も提起されています［Goldberg, 2001.July.9］。

マネージドケアの下では、患者がおかれた状況や文脈を無視した生物学モデルの治療法のみが推奨されますが、それでは結局コスト削減にも効果的な治療の提供にもつながらないでしょう。その一方で、オープンダイアローグのようなコミュニティ・モデルの治療法こそが、倫理的かつ費用対効果に優れた治療をもたらす可能性がある──現在蓄積されつつあるエビデンスはこう示唆しています。

バフチンの対話原理とその他のポストモダンの思想に触発されたこの手法は、精神病のように深刻な危機的状況にある若者へのケアを、人道的で有効なものにしてくれました。さらにオープンダイアローグの原理は、他の重大な問題群にも適用できるかもしれません。

〈ネットワーク・セラピー✈〉はもともとアメリカ由来の考え方なのですが、マネージドケアがかの地の適用可能性を狭めてしまいました。現在の危機に直面するなかで、「選ばれなかった道」〔訳注〕について思いをはせ、オープンダイアローグのもたらす希望について真剣に考えてみることも無駄ではないと思います。

訳注……アメリカの詩人、ロバート・フロストの詩 "The road not taken" より。森のなかで整備された道とそうでない道の分岐点に差しかかったとき、「私」は後者を選んだ、というもの。アメリカンドリームを象徴する詩として知られる。

REFERENCES

Aaltonen, J., Seikkula, J., Alakare, B., Haarakangas, K., Keränen,J., & Sutela, M. [1997]. Western Lapland project: A comprehensive family-and network-centered community psychiatric project. *ISPS. Abstracts and lectures 12-16, October 1997.* London.

Alanen, Y. [1997]. *Schizophrenia:Its origins and need-adapted treatment.* London: Karnac Books.

Alanen, Y., Lehtinen, V., Lehtinen, K., Aaltonen, J., & Räkköläinen,V. [2000]. The Finnish integrated model for early treatment of schizophrenia and related psychosis. In. B. Martindale, A. Bateman, M. Crowe, & F. Margiseon (Eds.), *Psychosis:Psychological approaches and their effectiveness* (pp.235-265). London: Gaskell.

American Psychiatric Association. [1987]. *Diagnostic and statistical manual of mental disorders* (3rd ed., rev.). Washington, DC: Author.

Andersen, T. [1987]. The reflecting team: Dialogue and meta-dialogue in clinical work.*Family Process, 26*, 415-428.

Andersen, T. [1990]. *The reflecting team:Dialogues and dialogues about dialogues.* NewYork: Norton.

Andersen, T. [1992]. Reflections on reflecting with families. In S. MacNamee & K. Gergen (Eds.), *Therapy as social construction* (pp.54-68). London: Sage.

Andersen, T. [1995]. Reflecting processes: Acts of informing and forming. In S. Friedman(Ed.), *The reflective team in action: Collaborative practice in family therapy* (pp.11- 35).New York: Guilford Press.

Anderson, C., Hogarty, G., & Reiss, D. [1980].Family treatment of adult schizophrenic patients: A psycho-educational approach.*Schizophrenia Bulletin, 6*, 490-505.

Anderson, H. [1997]. *Conversation, language,and possibilities.* New York: Basic Books.

Anderson, H., & Goolishian, H. A. [1988]. Human systems as linguistic systems: Preliminary and evolving ideas about the implications for clinical theory. *Family Process, 27*,371-393.

Anderson, H., & Goolishian, H. [1992]. The client is the expert: A not-knowing approach to therapy. In S. MacNamee & K. Gergen(Eds.), *Therapy as social construction* (pp.54-68). London: Sage.

Bakhtin, M. [1984]. *Problems of Dostojevskij's poetics. Theory and history of literature: Vol.8.* Manchester, UK: Manchester University Press.

Bateson, G. [1962]. A note on the double bind.In C. Sluzki & D. Ransom (Eds.), *Double bind: The foundation of the communicational approach to the family* (pp.39-42).New York: Grune & Stratton.

Bateson, G., Jackson, D., Haley, J., & Weakland,J. [1956]. Toward a theory of schizophrenia.In C. Sluzki & D. Ransom (Eds.),*Double bind: The foundation of the communicational approach to the family*(pp.3-22).New York: Grune & Stratton.

Boscolo, L., Cecchin, G., Hoffman, L., & Penn,P. [1987]. *Milan systemic family therapy:Conversations in theory and practice.* New York: Basic Books.

Coffey, E. P., Olson, M.E., & Sessions, P.[2001]. The heart of the matter: An essay about the effects of managed care on family therapy with children. *Family Process, 40*,385-399.

Derrida, J. [1971]. White mythology: Metaphor in the text of philosophy. In A. Bass(Trans.), *Margins of philosophy* (pp.207-271). Chicago: University of Chicago Press.

Falloon, I. [1996]. Early detection and intervention for initial episodes of schizophrenia.*Schizophrenia Bulletin, 22*, 271-283.

Falloon, J., Boyd, J., & McGill, C. [1984]. *Family care of schizophrenia.* New York: Guilford Press.

Gergen, K. [1999]. *An invitation of social construction.*London: Sage.

Gergen, K., & MacNamee, S. [2000]. From disordering discourse to transformative dialogue.In R. Neimeyer & J. Raskin (Eds.),*Constructions of disorders* (pp.333-349).Washington DC:American Psychological Association.

Gleeson, J., Jackson, H., Stavely, H., & Burnett,P. [1999]. Family intervention in early psychosis. In P. McGorry & H. Jackson(Eds.), *The recognition and management of early psychosis* (pp.380-415). Cambridge.Cambridge

University Press.
Goldberg, C. [2001, July 9]. Children trapped by mental illness. *The New York Times*, pp.A1, A11.
Goldner, V., Penn, P., Scheinberg, M., &Walker,G.[1990]. Love and violence: Gender paradoxes in volatile attachments. *Family Process, 29*, 343-364.
Goldstein, M. [1996]. Psycho-education and family treatment related to the phase of a psychotic disorder. *Clinical Psychopharmacology,11*(Suppl. 18), 77-83.
Haarakangas K. [1997]. The voices in treatment meeting. A dialogical analysis of the treatment meeting conversations in family-centred psychiatric treatment process in regard to the team activity. English Summary.*Jyväskylä Studies in Education, Psychology and Social Research, 130*.
Hoffman, L. [1981]. *Foundations of family therapy*. New York: Basic Books.
Hoffman, L. [1992]. A reflexive stance for family therapy. In S. MacNamee & K. Gergen(Eds.), *Therapy as social construction* (pp.7-24). London: Sage.
Hoffman, L. [2000]. A communal perspective for relational therapies. In M.E. Olson (Ed.),*Feminism, community, and communication*(pp. 5-17). New York: Haworth Press.
Hoffman, I. [2002]. *Family therapy: An intimate history*. New York: Norton.
Holma, J. [1999]. The search for a narrative:Investigating acute psychosis and the Need-Adapted treatment model from the narrative viewpoint. *Jyväskylä Studies in Education, Psychology and Social Research, 150*.
Keränen, J. [1992]. The choice between outpatient and inpatient treatment in a family centred psychiatric treatment system. English summary. *Jyväskylä Studies in Education, Psychology and SociaJ Research, 93*.
Lannamann, J. W. [1998]. Social construction and materiality: The limits of indeterminacy in therapeutic settings. *Family Process,37*,393-413.
Lehtinen, V., Aaltonen, J., Koffert, T., Räkkölöinen, V., & Syvälahti, E. [2000]. Two-year outcome in first-episode psychosis treated according to an integrated model. Is immediate neuroleptisation always needed? *European Psychiatry, 15*, 312-320.
MacKinnon, L., & Miller, D. [1987]. The new epistemology and the Milan approach: Feminist and sociopolitical considerations. *Journal of Marital and Family Therapy, 13*, 139-156.
McGorry, P., Edwards, J., Mihalopoulos,C.,Harrigan, S., & Jackson, H. [1996]. EPPIC:An evolving system of early detection and optimal management. *Schizophrenia Bulletin,22*, 305-325.
Olson, M. E. [1995]. Conversation and writing:A collaborative approach to bulimia. *Journal of Feminist Family Therapy, 6*(4), 21-44.
Pakman, M. [2000]. Disciplinary knowledge,postmodernism and globalization: A call for Donald Schoen's"reflective turn" for the mental health professions. *Cybernetics and Human Knowing, 7*, 105-126.
Penn, P. [2001]. Chronic illness: Trauma, language,and writing: Breaking the silence.*Family Process, 40*, 33-52.
Rilke, R. M. [1984]. *Letters to a young poet* (S.Mitchell, Trans.). New York: Random House.
Seikkula, J. [1994]. When the boundary opens:Family and hospital in co-evolution. *Journal of Family Therapy, 16*, 401-414.
Seikkula, J. [2002]. Open dialogues with good and poor outcomes for psychotic crisis: Examples from families with violence. *Journal of Marital and Family Therapy, 28*, 263-274.
Seikkula, J., Aaltonen, J., Alakare,B., Haarakangas, Keränen, J., & Sutela, M. [1995].Treating psychosis by means of open dialogue.In S. Friedman (Ed.), *The reflective team in action* (pp.62-80). New York: Guilford Press.
Seikkula, J., Alakare, B., & Aaltonen, J.[2001a]. Open dialogue in psychosis I: An introduction and case illustration. *Journal of Constructivist Psychology, 14*, 247-266.
Seikkula, J., Alakare, B., & Aaltonen, J.[2001b]. Open dialogue in first-episode psychosis II: A comparison of good and poor outcome cases. *Journal of Constructivist Psychology, 14*, 267-284.
Seikkula, J., Alakare, B., Aaltonen, J., Holma,J., Rasinkangas, A., & Lehtinen V. [in press]. Open dialogue approach:

Treatment principles and preliminary results of a two-year follow up on first-episode schizophrenia.*Ethical and Human Sciences and Services*.

Selvini-Palazzoli, M., Boscolo, L., Cecchin, G.,& Prata, G. [1978]. *Paradox and counterparadox.*New York: Jason Aronson.

Selvini-Palazzoli, M., Boscolo, L., Cecchin, G.,& Prata, G. [1980]. Hypothesizing-circularity-neutrality: Three guidelines for the conductor of the session. *Family Process, 19,*3-12.

Tuori, T. [1994]. Skitsofrenian hoito kannattaa.Raportti skitsofrenian, tutkimuksen,hoidon ja kuntoutuksen valtakunnallisen kehittämisohjelman 10-vuotisarvioinnista.[Treatment of schizophrenia is effective].Helsinki: Stakes raportteja 143.

U.S. Public Health Service. [2000]. *Report of the surgeon general's conference on children's mental health:Developing a national action agenda*. Washington, DC: Author

Voloshinov, V. [1996]. *Marxism and the philosophy of language*. Cambridge, MA: Harvard University Press.

Vygotsky, L. [1970]. *Thought and language.*Boston, MA: MIT Press .

Weakland, J. H. [1960]. The "double bind"hypothesis of schizophrenia and three-party interaction. In C. Sluzki & D. Ransom(Eds.), *Double bind: The foundation of the communicational approach to the family*(pp.23-37). New York: Grune & Stratton.

White, M. [1995]. *Re-authoring lives: Interviews & essays*. Adelaide, Australia: Dulwich Centre Publications.

2

Open Dialogues with Good and Poor Outcomes for Psychotic Crises:
Examples from Families with Violence.
Jaakko Seikkula. Ph.D

精神病的な危機において オープンダイアローグの 成否を分けるもの
家庭内暴力の事例から

要旨 オープンダイアローグでは、依頼があってから24時間以内に最初のミーティングが開かれる。患者にとって大切な人たちもその場に参加する。患者はさまざまな症状を体験しているが、その体験をうまく表現するための言葉をもたらしてくれるような対話を進めるためである。その際、問題の分析や治療の計画は、つねに全員参加のもとでなされる。

この論文では、はじめて精神病を発症した患者において、成果が上がったケースとそうでないケースを比較しながら、対話の中身について検討してみた。よい成果が上げられたケースは、対話のやりとりにおいても、その意味内容においても、クライアントのほうが優位に立っていた。そして、〔比喩やたとえを使うなどの〕象徴的な言葉と、しっかりした対話の形式をとっていた。

よい成果を上げたケースでは、すでに最初のミーティングの時点で、治療チームと患者とのあいだで言葉のキャッチボールが成立していた。ところが成果が思わしくなかったケースでは、患者の行為への〈リフレクティング〉が十分になされていなかった。

ニーズ適合型アプローチ＋ミーティング

　フィンランドの西ラップランド地方では、ある興味深い治療的アプローチが注目を集めています。その手法によって、精神病の危機的状況のすべてにおいて、よりよいケアがもたらされました。いまや入院・外来を問わず公的な精神医療システムは、ひとつの考え方にもとづいて組み立てられています。患者とその関係者全員にオープンなミーティングに参加してもらい、それを最初から最後までずっと続ける、というものです。

　1980年代に、フィンランド統合失調症対策プロジェクトの一環として、トゥルク大学のアラネンらが「ニーズ適合型アプローチ」を開発しました。このモデルで特筆すべきことは、①早期の迅速な介入を取り入れたこと、②状態の変化や患者それぞれの事情に応じたニーズに柔軟に対応すること、③診療から治療に至るまで一貫して治療的な態度に気を配ること、です。

　ニーズ適合型アプローチでは、治療を持続的なプロセスとしてとらえます。そこには、さまざまな技法を組み合わせることや、治療の進展や成果をモニターすることなどが含まれています。

　1980年代初頭、このニーズ適合型アプローチのなかで、より新しく有効な技法が試みられるようになりました。それがオープンダイアローグです。この手法は同時に、患者がすでに持っている支援システムを活用する形でおこなわれるミーティングにも基礎を置いています。

　オープンダイアローグでは、治療システムのなかで生ずるコミュニケーションの形式に注意を向けることを重視しています。この治療システムを構成するのは、機動的な危機介入チームと患者本人、そして患者の社会ネットワーク（82頁の訳注参照）です。

　ここではコミュニケーションの概念を、「公開討論」というフォーラムの伝統から引き出しています。それは肯定的なアイデンティティの感覚を、話し合いながら構築していく手法です。**コミュニケーションとは、単にできあいの情報を人から人へ受け渡すことではありません**。それは人々の"あいだ"において、新しい意味をつくり出すための「つながり方」なのです [Linell, 1998]。

何が良好な結果をもたらしたか

　最近の研究では、治療システムのなかで活発な対話を促すことを重視するオープンダイアローグ・アプローチがいかに効果的であるかが示されています。この新しいアプローチが確立してからというもの、この小さく平凡な一地方で、統合失調症の新規発症は減少し始めました。さらに、入院中に統合失調症が慢性化するということもなくなりました。現在進めている研究でも、精神病の初回発症エピソードにおいて、入院が必要になるケースが減っていることがわかっています。

　多くの場合、オープンダイアローグという手法を用いることで、初期に抗精神病薬のかわりに抗不安薬を用いるだけで対処できることもわかってきました。2年間の追跡調査で、抗精神病薬による治療を必要としたケースは、全体の27%だけだったのです。そればかりか、83%の患者は職場や学校に復帰するか求職活動中であり、患者の77%には残遺症状も見られませんでした。

　この良好な治療経過はなにゆえのものだったのでしょうか。まず西ラップランド地方では、精神病の未治療期間が3.6か月まで短縮されたことが挙げられます。ネットワーク中心のシステムのもと、精神科ケアへの敷居が下がり、問題が起きてすぐ治療を開始することが可能になったのです。

　この論文では、実際のミーティングでかわされた対話をふまえて、**"ダイアローグ的"な対話、"モノローグ的"な対話のそれぞれの事例を比較します**。いずれも初回発症のエピソードで、家庭内暴力がみられたケースです。きちんと対話が成立した事例ではよい成果が上がりましたが、モノローグ的だった事例では成果は不十分でした。

ミーティングにおける対話

健康寄りに理解する

　治療的なやりとりの中心を担うのは、ミーティングです。患者とともに主だった関係者が集まり、あらゆる問題について話し合います。治療のプランや

重大な決定などは、全員参加のもとでなされます。

アラネンによれば、ミーティングには次の3つの機能があります。①問題について情報を収集する、②対話をしながら治療プランを立て、診断にもとづいて必要な取り決めをおこなう、③精神療法的な対話を生成する。

総じて重要なことは、退行的な振る舞いにばかり注目するのではなく、患者の成熟した側面に焦点を当てながら、もっと健康寄りに理解しようとする姿勢です［Alanen et al., 1991］。

独特の言い回しに着目することが出発点

治療の出発点は患者家族の独特の言い回しです。患者のかかえている問題について、家族がどんなふうに解釈したり名づけたりしているか。**治療チームは必要に応じて、そうした家族の言い回しをそのまま使ったりもします。**この意味で家族の言う「問題」とは、家族にとっての現実を構成している言葉、とみなすこともできます［Bakhtin, 1984; Gergen, 1994, 1999; Shotter, 1993a, 1993b, 1998］。

ミーティングでは、参加者がそれぞれ自分自身の言葉で語るわけですが、その際アンダーソンによれば、**インタビューの作法などより、とにかく傾聴することがずっと大切である**とされます。ここで治療的な対話というのは、アンダーソンらが望ましいとした対話によく似ています［H. Anderson and Goolishian, 1988; H. Anderson, 1997/Penn, 1998; Penn & Frankfurt, 1994/Andersen 1995; see also Friedman, 1995］。

精神病的な反応があったら、それは患者が自分の経験したことをなんとかして意味づけようとする試みとして理解するべきでしょう。患者は病的体験を語ることがあまりに困難で、筋の通ったストーリーが構築できないのです。ストレスフルな状況のなかで、こうした経験が現実としか思えなくなり、比喩のような形で口にされることになります［Karon, 1999; Penn, 1998; Van der Kolk, 1995］。これが病的体験の、いわくいいがたい特質なのです［Holma & Aaltonen, 1997; Ricoeur, 1992］。

「幻覚妄想なんでもあり」の場に

オープンダイアローグは、あらかじめ決まったテーマや形式を持ちません。

しかしこれは、患者の人生に生じてしまったやっかいな事態を表現する言葉を新たに生み出すのにふさわしいともいえます。「やっかいな事態」にはいろいろな種類のものがあります。それはいつでも起こりうるし、中身もさまざまです。オープンダイアローグの持つこの多様性が、新しい語りの回路を開く助けになります。

　どんな事情であれ、患者の訴える幻聴は真剣に受け止めなくてはなりません。危機的な状況、とりわけ治療初期においては、患者が生きている「現実」を真っ向から否定しないことが大切です。否定するかわりに、こう尋ねてみましょう。

「ちょっとわからないんだけど、他の人の考えをあやつるっていうのはどうやるの？　僕にはちょっと無理みたいだけど、それについてもっと話してもらえますか？」
　あるいはミーティングに参加している他のメンバーに、こんなふうに尋ねてみるのもいいでしょう。
「みんなどう思う？　Mさんが言っている意味がわかりますか？」

　対話のテーマにかかわることなら、幻覚や妄想も含むどんな意見も受け入れられる。この問いかけの目的は、そんな雰囲気をつくることです。治療チームが「異論反論なんでもあり」という雰囲気をうまく醸成することができれば、「回復と補償の語り」が生み出されるかもしれません。そう、スターンらが名づけたあの語りです〔訳注〕[Stern et al,1999]。
　トリンブル[2000]は、対話的アプローチを〈ネットワーク・セラピー〉と比べて、こう述べました。
「気持ちを鎮めてくれるような対人関係がありうることをもう一度信じてみよう。そうすれば、対話によって他人が自分に影響を及ぼすことにも抵抗がなくなるだろう」
　これは、患者とその社会ネットワークが、彼らのかかえる問題にぴったりく

訳注……スターンらは、援助者のナラティブを分析して、そこに2つのタイプがあることを見出した。「回復と補償の語り」と「混乱と硬直の語り」である。前者においては、病的体験にも意味づけがなされたが、後者の場合は、混乱はそのまま残った。

るような新しい言葉を獲得し始めるプロセスなのかもしれません。

「どこから語り始めるか」がポイント

　患者はしばしば病気の物語を、ある特別な時点から語り始めます。そこにこそ、患者の病にかかわる、最も微妙で本質的なテーマが取り扱われているポイントがあるのです。まだ語られていない体験がそこで語られている――そう仮定してじっくりと吟味するべきでしょう。たとえば、こんなふうに問いかけてみましょう。

「その話を始めたとき、僕、何か変なこと言いましたっけ？」
　あるいは、
「ちょっと待って。Mさんが自分が声に支配されているという話を始めたのって、どういう話題のときでしたっけ？」

　こんなふうに病いの声は、生き生きした会話のなかで、他のさまざまな声に溶け込んでいきます。そして病的な振る舞いの「理由」も、まさにそのとき見て取ることが可能になるのです。

治療チームは何をしたらいいのか

　一般的に、ミーティングにおける治療チームの役割は、次のようなものとなります［Bakhtin, 1984; Voloshinov, 1996］。

（1）患者の社会ネットワークに主導権を持たせ、対話の中身を充実させる。
（2）それぞれの発言にダイアローグ的なやり方で答えてもらいながら、参加者間で、まったく新しい理解が共有されるように持っていく。

　こうして対話は、治療言語のなかにあって、それ自体が目的であるような、特別な存在になっていきます。そこで目指されるのは、単に患者の変化（たと

えば精神症状の速やかな除去）や家族の変化（たとえば家族システムにおける新しい相互作用）などではありません。そうではなくて、**主たる治療的努力は、チーム（あるいは他の集団）と家族、もしくは参加している社会ネットワークのメンバーたちとの"あいだ"にこそ注がれます**。

　モノローグ的ではない、ダイアローグ的な対話を立ち上げるということは、患者やその家族からの発語にいかに答えるかを、とことん考え抜くことを意味しています。そのためには、実際の対話の現場に立ち会う必要があります。

　またその意味からすると、〈システム論的家族療法 ▼〉などは、モノローグ的な発話につながりやすいところがあります。少なくとも治療チームが、戦略的に、たとえば〈円環的質問法 ▼〉といった手法で家族システムに変化をもたらそうと意図するなら、モノローグ的になることは避けられません。また、システム論的家族療法においては、すべての発語に答えることは重要とみなされません。おそらく治療者が重視しているポイントがそもそも、今まさに話されているテーマから大きくズレてしまっているからです。

「語られざること」のための新たな言葉をつくり出す

語るための足場を提供する

　オープンダイアローグの"戦略"は、ダイアローグ的な言説を構築することです。対話のなかにおいてこそ、新たな理解が、人々のあいだの共有可能な現象として出現してきます。

　ミーティングの参加者は、それぞれ自分にとって最もしんどい体験について話します。**いまだ幻覚や妄想以外の形では表現できないような、病的な事柄についても話し合います**。いったんこの現実が共有されれば、新たな資源として活用できるようになります。まず人との対話で生じたものが、その後、「内的な対話」という形に結実するからです。

　〈ヴィゴツキー ▼〉は子どもの〈発達の最近接領域 ▼〉について述べています [1970]。これは、大人と子どものあいだの領域を意味しており、子どもたちがその個人的能力の限界を超えてさらに成長できるように、大人が与える足場

のようなものです。

　このアイディアは、精神療法のなかで起こることを述べる場合にも使えます［Leiman & Stiles, in press］。またこのことは、なぜ精神病の患者が、精神症状を悪化させることなく最初のミーティングに参加できることが多いのか、という疑問への説明にもなります［Alanen, 1997］。

リフレクティングの始め方

　発語に応じるやり方のひとつとして、治療チームのメンバーどうしが、リフレクティングの技法を用いたやりとりを始めることがあります［Andersen, 1995］。わざわざリフレクティング・チームをつくったりはしませんが、メンバーどうしが臨機応変に問いかけをしたりコメントしたりしながら、リフレクティングを続けていきます。ときには前もって、チームが許可を求めるような場合もあります。こんなふうにです。

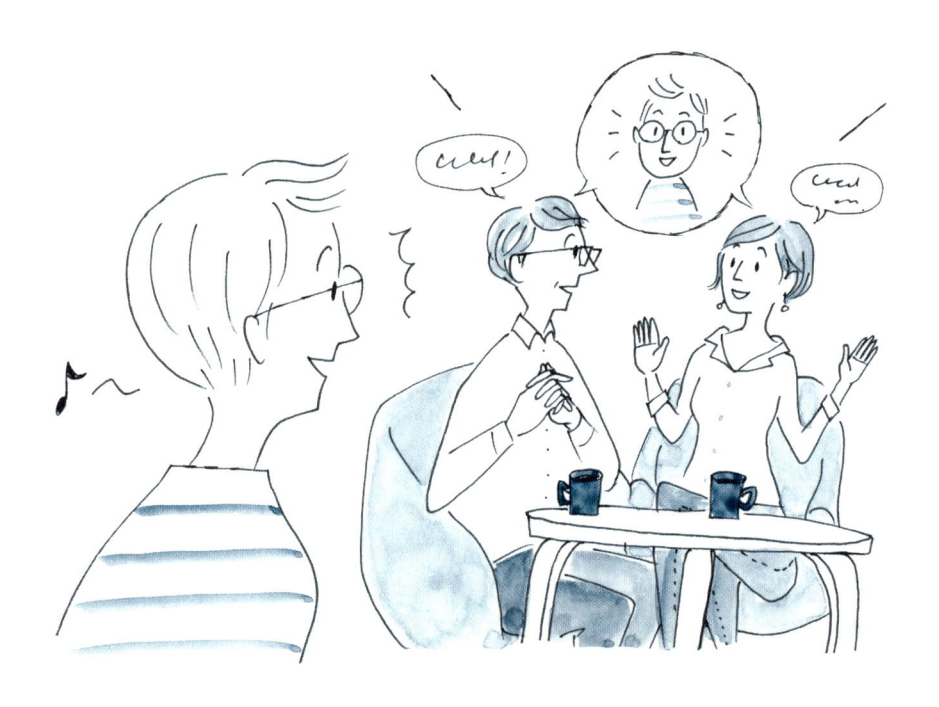

「ちょっとお時間をいただいて、私たちが考えたことを私たちだけで話し合っても構いませんか？ もしあなたが静かに座って聴いていてくださるのなら、お嫌でなければ、そうしてみたいと思います。もしお嫌でしたら、やめましょう。後ほど私たちのやりとりについてあなたがどう感じたか、ぜひコメントをお願いします」

たいていは家族も関係者も、治療のプロがどんなことを言うのか、興味津々で耳を傾けてくれます。

リフレクティングは特別な課題を担っています。**このやりとりのなかで、治療のプランが構築されるからです**。すべてのやりとりは透明性が保たれています。そこには入院の決定、薬物を使うべきかどうか、個人精神療法を取り入れるかどうか、なども含まれています。

選択と決断を進めるためにどんなやり方がありうるか、幅広く議論することが求められます。たとえば強制的な治療手段を決断するに際しても、異論や反対意見も含めて、オープンに発言し議論することが重要です。

システム論とここが違う

システム論的家族療法のいくつかのアイディアは、オープンダイアローグでも用いられていますが、そこには違いもあります〔Selvini-Palazzoli et. al, 1978, 1980〕。

オープンダイアローグでは、家族システムや、そこでおこなわれるコミュニケーションに焦点化しません〔Boscolo & Betrando, 1998〕。オープンダイアローグの目的は「強い衝撃によって硬直したシステムに変化を起こし、新しい作動ロジックを導入する」ようなことではないのです〔Boscolo & Bertrando, 1998〕。

目指しているのは、新しい言葉を共有するための空間をつくり出すことです。アンダーソンやグーリシャンが指摘したように〔1988; H. Anderson, 1997〕、その空間のなかでは、物事がそれまでとは異なった意味を持ち始めるのです〔訳注〕。

訳注……システム論的家族療法では、まず家族システムの病理性を判断し、病んだシステムの作動に介入して、病理を取り除こうとする。オープンダイアローグでは、病理の除去ではなく、新しい言葉の共有を目指す。これは言い換えるなら、病因を取り除く治療から、健康の生成を目指す治療への転換でもある。

ナラティブ・セラピーとここが違う

　オープンダイアローグは、〈ナラティブ・セラピー✈〉とも共通点があります。いずれも現実に対して〈社会構成主義✈〉的な視点を共有しているからです［Gergen, 1994; Shotter, 1993a, 1993b］。ただし、誰がナラティブをつくるのかについての考え方は異なっています。

　ナラティブ・セラピストは問題だらけのストーリーを再解釈しようとします。しかし対話主義的なアプローチでは、討議的になりやすいモノローグから、できるだけ離れることを目指します［Smith, 1997］。

　ナラティブ・セラピーではナラティブには作者がいますが、**オープンダイアローグにおいては、新しいナラティブは参加者全員による共同制作物なのです**。ガーゲンとマクナミーは、オープンダイアローグを「変容をもたらす対話」と名づけていました［Gergen & McNamee,2000］。

心理教育とここが違う

　オープンダイアローグと心理教育プログラムもまた、共通の視点を持っています［C. Anderson et al, 1980; Falloon, 1996; Falloon et al, 1984; Goldstein, 1996; McGorry et al, 1996］。家族は治療プロセスを活性化する存在である、とみなす視点です。家族を精神病の原因だとか治療の対象だとか考えるのではなく、「リカバリーの過程における有力なパートナー」ととらえるのです［Gleeson et al, 1999］。

　ただ、まず精神病についての理論的なとらえ方に違いがあります。オープンダイアローグが最も重篤な危機的状況でのミーティングを重視している点や、治療プランをつくり上げていくプロセスそのものの価値を大切にする点にも違いがあります。

対話を分析する

個人でなく関係を分析する研究を

　ミーティングでの実際の対話を深く分析することによって、対話によって新

たな言葉がつくり出される可能性を高める──これが本論文の目的です。この分析が前提としているのは、アイデンティティを形成するための過程を共有することがコミュニケーションにほかならない、という考え方です。

　言説と会話に関する伝統的な定性分析の手法は、こうした方向へ進むためのルートを開拓してくれました。ただ、これらの手法はどうしても、発話は個人が生み出すものという前提で分析を進めがちで、それが対話者どうしの"あいだ"で生ずるものとは考えません［Linen, 1998］。

　こういう形式の分析では、しばしば特異なテーマのほうが注目されがちです。しかしむしろ対話は、まるごとひとつの過程とみなされるべきなのです。以下の議論では、オープンダイアローグに関連する領域の研究について、さらにいくつか検討してみましょう。

関連領域での諸研究

　家族療法における〈ナラティブ分析 ◀〉は新しい研究分野です。この領域では精神病や精神病的発話もしくは対話については、すでに多くの興味深い研究報告があります。ゲハート、ラトリフ、ライルらは24の質的研究をあげていますが、そのうち4つはこの論文で示す事例のような、特異な患者群に焦点を当てていました。またいくつかの研究では、家族療法のセッションにおける言説や対話の分析の場合に優るとも劣らない関心を、精神病の患者や家族状況をめぐっての対話にも向けていました。

　シュワルツ［1994］は、精神病的発話のコンテクストに対して〈談話分析 ◀〉の手法を試みました。彼女は、主だった研究手法を導入する際に、個々の分析ツールに精神病的語りの特徴を加味しました。

　ハーパー［1994］は、パラノイアの診断が、経験豊富な臨床医によって社会的に構成されたものである〔訳注〕ことを分析によって明らかにしました。彼は診断が、雑多な慣例の積み重ねのうえに構築されたものにすぎないことを示唆しました。また診断的判断が、周囲の思惑や懸念によって大きく左右されてしまうことも。もっとも彼の研究は、ギャレティやウォーカップから批判されてい

訳注……疾患としての実体はないということ。

ます。サンプルが臨床家5名と小さすぎることや、社会構成主義的研究の手法には問題が多いことなどがその理由でした。

*

　ウィリアムズとコリンズ［1999］は、統合失調症患者が、疾患との関係においてどのように自己という感覚を経験するか、自己と疾患はどんなふうにオーバーラップしているかについて、質的分析をおこないました。彼らは病いとその回復についての主観理論を提唱しています。その中核的なコンセプトは、①危機的状況のコントロール、②個人の主観的価値の明確化、そして③症状コントロールの獲得を目的とした社会ネットワークの役割、です。

　スターンら［1999］は精神障害者を身内に持つ家族の語りを分析しました。「回復と補償の語り」（121頁の訳注参照）において、家族はひとつのプラットフォームを探しているように思われます。そのプラットフォーム上で、個人的なアイデンティティの感覚や、苦しんでいる当事者との関係性を再構築するためです。「混乱と硬直の語り」のなかでは、感情をあらわにすればするほど批判的なトーンも高まります。一方、「回復と補償の語り」においては、当事者の深刻な状況に対する共感の余地が生まれるのです。

　マーレイ［1999］は、統合失調症患者のための家族療法モデルを考案しました。このモデルは、家族の持つ独特の強みにもとづいています。すなわちその語りは、家族が家族自身にとって有意義な対話を生み出すことに長けているという推定のうえに成り立っているわけです。

　これらの研究はすべて、家族のなかにおいて精神病患者がどんなことを経験しているのかを浮き彫りにしましたが、それこそは治療プロセスにおいて最も実際的な価値を持つ部分にほかなりません。

*

　精神病患者の家族に関するものではありませんが、ケイガンとゲール［1997;Beels et al.,1997］は、家族療法における社会構成主義的調査の基盤を深く掘り下げています。彼らは会話分析にもとづいて、語りや言説に依拠した研究と同じように、ひとつの指針を導き出しました。その目的は、優れた家族療法家によるナラ

ティブ家族療法の公開セッションを分析することです。

そこでは、次々と連続して起こる意味の産出に焦点が当てられました。実際の会話で何が起こっているか、その根本部分を理解しようとしたわけです。

会話に内在する規則を説明するためには、「中心化」とか「脱中心化」といった比喩的な表現が役に立ちました。治療者は、会話の複数のレベルで脱中心化をおこなっていました。分析してみた結論としては、〈ポストモダン〉の治療は他の治療モデルとは異なっていました。それは「あえて介入しないポジションをとる」というよりも、むしろ「積極的に脱中心化を目指している」ということです〔訳注1〕。

ここでちょっと注釈を加えるなら、さまざまな手立てを持つ治療者は、まるで俳優のように見えます。俳優というのは、ひとつの目標を達成するために、いろいろなやり方で演技を試みているように見えるからです。このため、〔中心化を目指す〕システム論的家族療法と、〔脱中心化を目指す〕オープンダイアローグとの違いは、見かけ上ははっきりしません〔訳注2〕。

とはいえオープンダイアローグでは、治療者のコメントは、経験が共有されていることを前提として、理解の共有を目指してなされます。たとえば、妻の発言を理解するために、オウム返しや別の言い回しを用いたりすることも、新しい言語をつくり上げることにつながります。**これは、治療者が夫婦の語りを定義してしまうようなやり方とは異なります**〔訳注3〕。

オープンダイアローグの対話主義的分析

研究の概要

この研究は、最重度の精神疾患事例のミーティングにおける治療チームの対話をよりよいものにすることを目指しています。ミーティングにおいてチーム

訳注1……中立的な立場から受容と傾聴に徹するのではなく、話題が一点に集中してしまわないように、積極的に話題を広げたり迂回させたりしているということ。
訳注2……中心化にせよ脱中心化にせよ、ある目的を目指して「まるで俳優のように」治療者を演じているさまは同じように見えるから。
訳注3……会話のなかに家族の病理を見出そうとするシステム論的家族療法と、経験や理解の共有を目指して会話がなされるオープンダイアローグの違いについて述べている。

は、対話の生成を仲介します。患者やその関係者からの発話に対し、治療チームがどう応ずるかはきわめて重要な問題です。

　対話の質的な違いをはっきりさせるために、予後良好だったグループと、不良だったグループの比較をしてみました。もちろん、2年間の治療の成果に影響するものは、対話の質だけはありません。治療成果の評価にはさまざまな側面があります。しかしここでの目的は、治療の成果においてはっきりと差が出た患者を特定することでした。

　この研究で取り上げた事例は、フィンランド政府によるAPI（急性期精神病の統合的治療）プロジェクトと、西ラップランド地方の急性精神病におけるODAP（急性期精神病のオープンダイアローグ）プロジェクトの一部です。

　APIプロジェクトには6つの研究拠点とフィンランド国立社会福祉保健研究開発センターが参加しており、ユヴァスキュラ大学とトゥルク大学が共同で研究をおこないました。西ラップランドは、抗精神病薬の使用を最小限にした3つの拠点のうちのひとつです［Lehtinen et al, 2000］。

　ODAPプロジェクトでは、西ラップランドにおいて、1992年4月1日から1997年3月31日までに受診し、DSM‐III‐Rの統合失調症の診断基準を満たす、すべての新患が調査対象となりました。この地域の倫理委員会は、この研究に承認を与えました。また、すべての患者は調査研究への参加に同意を求められています。こうして、78名の患者の完全な経過観察のデータを使用することができました［Seikkula et al., 2000, 2001b］。

調査対象

　対象群は2群に分けられました。予後不良群は17例です。障害者向けの年金を受給していた者が13例、中程度から重度の残遺症状（シュトラウス‐カーペンター尺度で2か3）があった者が4例でした。予後良好群の61例は、就学・就労しているか求職中であり、軽い残遺症状を持つ7例が含まれていました［Seikkula et al., 2001b］。

　この分析の目的は、予後良好群と予後不良群で、できるだけ多くのペアを

マッチさせることでした〔訳注1〕。初診時点でマッチさせた要因は次の通りです。すなわち、年齢、性別、診断、未治療期間、雇用状態、人間関係の乏しさ、統合失調症の診断、などです。

　こうして全部で10組のペアが選ばれました。つまり、この研究の全サンプルは20名の患者ということになります。予後が良好だった10名と、不良だった10名です。

分析方法

　分析の素材は、初回あるいは初期段階のミーティング数回分の逐語記録です。ミーティングのビデオ録画から文字起こしがなされました。本論は分析における、いわばファースト・リーディング〔訳注2〕の段階について報告するものです。

　私たちは分析内容の評価をする立場ですが、ミーティングの実践にもかかわっています。もちろん治療の結果についても知っていますから、まったく無関係な記録を中立的かつ客観的に分析する立場ではありえません。またアプローチ方法の工夫や、良い対話か悪い対話かの判断に深くかかわっているので、〔中立性を保つための工夫として〕ファースト・リーディングで事例が選ばれた後、その治療の結果がどうなったかを知らない研究者によって引き続き分析がなされました。

3つの指標

　ミーティングの実践に対話理論、そして対話プロセスを分析するために開発された研究方法をうまく結びつけるために、〈シークエンス分析〉［Leiman & Stiles, 2001］が実施されました。シークエンス分析とは、部分的なエピソードをとりあげて分析を加えていく手法のことです［Linen, 2000］。

　治療ミーティングにおけるすべての対話をいくつかの場面（シークエンス）に分割し、そこから「部分的エピソード」を確定していきます。それぞれの場面は、次に示す3つの変数によって評価されます。

訳注1……統計的な比較研究で、治療の内容以外で成果に影響しそうな条件をできるだけ一致させた、の意。
訳注2……本来は法案の最初の審議会を指す。ここでは比喩的に用いている。

(1) 優位性

第1の変数は、やりとりにおける優位性です。話の量やその中身、さらにやりとりにおいてクライアント側とチーム側でどちらが優位に立っていたかが評価されます。

「量的優位性」というのは、単純に、その場面で誰がいちばんよくしゃべっていたかを示します。

「意味や話題の優位性」は、新たな対話内容に寄与する言葉を発した人を評価します。この人は、みんなが参加する対話の世界に、多くの話題を提供しています。

「やりとりにおける優位性」は、口火を切ったり反応を返したりといった、コミュニケーションの支配度を示しています。こういうのが得意な人は、他のメンバーよりもずっと集団の行動をコントロールしています。

(2) 指示的か象徴的か

これは、対話のなかで言葉がどんなふうに使われているかについての区別です。つねに実在する事物を指し示すだけなのか、あるいは象徴的な意味を込めて用いられているか。ここで象徴的というのは、事物そのものではなく、他の言葉を指し示しているという意味です〔訳注〕［Haarakangas, 1997; Seikkula, 1991; Wertsch, 1985; Vygostky, 1981］。

(3) モノローグ的かダイアローグ的か

これは対話の質的な区別です。モノローグ的な対話とは、話し相手にお構いなしに、自分自身の考えやアイディアを一方的に語るものです。この発話は別の発話を拒絶することになります。ダイアローグ的な対話においては、先立つ発話に答えるべく新しい発話が構成され、これに続く答えを待ち受けます。こうして、話者たちのあいだで新たな理解が形成されるのです［Bakhtin, 1984; Luckman, 1990; Seikkula, 1995］。

手順の3段階

まず**分析の第1段階**では、主題シークエンスを明確にします。

訳注……「鳩」は平和そのものではなく「平和」という言葉と結びついている。「炎」と「情熱」、「蛇」と「邪悪」、みなそうである。

次いで**分析の第2段階**では、優位性の3つの側面（量、質、やりとり）を分析します。対話に意味をもたらしたのは、指示的な言葉か象徴的な言葉か。その場面の対話はモノローグ的かダイアローグ的か。それぞれの場面は別々のページで分析され、あとでコメントを書き込むための余白がとられています。

　この読解については、必要な数の事例が集められ、十分に調べ尽くされました。すなわち、この調査についてはこれ以上の新しい情報はないだろうということです。

　ここまでの研究結果から見ると、予後良好であれ不良であれ、それぞれのカテゴリー内の事例自体は互いによく似ていました。しかしセッションの中味については違います。事例によってシークエンスの長さは異なっており、やりとりや意味の優位性においても、違いは明らかでした。意味構成の違いもはっきりしていたし、対話の質もそれぞれの事例で異なっていました〔訳注〕。

　4例の予後不良群（9セッション）と、3例の予後良好群（7セッション）の逐語録を読んでしまうと、対話の質を予備的に分析しておくうえでは、もう十分な情報が得られたという結論になりました。予後良好の事例群は、不良の群に比べて、セッションの内容はかなり似通っていました。それゆえ、さらに予後不良群の解読がなされたのです。

　分析の第3段階では、会話においてどんな違いがあるかをはっきりさせるため、ミーティングの中身にまで踏み込みました。予後良好群と不良群で、チームの反応がどれほど違うのかを示してくれる事例がありました。同じようにひどい家庭内暴力についての事例です。患者がどのように話し、チームがどのように反応したかは、この論文の事例報告として後述します。

＊

　本論の結論が信頼できるものかどうかを検証すべく、2つの事例が治療者グループのセミナーで提示されました。彼らは西ラップランドにおける初発の精神病患者の治療プロジェクトのメンバーとして、治療にかかわっていました。逐語録は個人情報が特定できないように改変を加えてからOHPで供覧されました。

〔訳注〕……つまり予後の違いをもたらしたのが、事例ごとの特徴や条件の違いではなく、ミーティングを実施した治療者の技量の違いであるということ。

結果

対話の全般的な傾向

シークエンスの長さ

この3つのカテゴリー（優位性はどちらにあるか、指示的か象徴的か、モノローグ的かダイアローグ的か）のシークエンス記録を比べてみると、予後良好群と不良群とでいくつかの違いが示されています。たとえば予後良好群では、対話のシークエンスが長くなる傾向がありました。ダイアローグ的な対話が成立すると、モノローグ的な会話に比べ、同じ話題が長く続くようになります。

クライアント優位か治療者優位か

「やりとりの優位性」については、予後良好群では、シークエンスの過半（55〜57％）においてクライアントが優位であり、予後不良群ではそれが10〜35％にとどまりました。

新しい話題に関するイニシアチブは、患者とその家族の側にありました。これは彼らの人生の物語を引き出しやすくすることにつながるでしょう。予後不良のケースでは、初回ミーティングでそうした徴候は表れませんでした。

「意味的な優位性」という点からは、予後良好群ではシークエンスの大部分

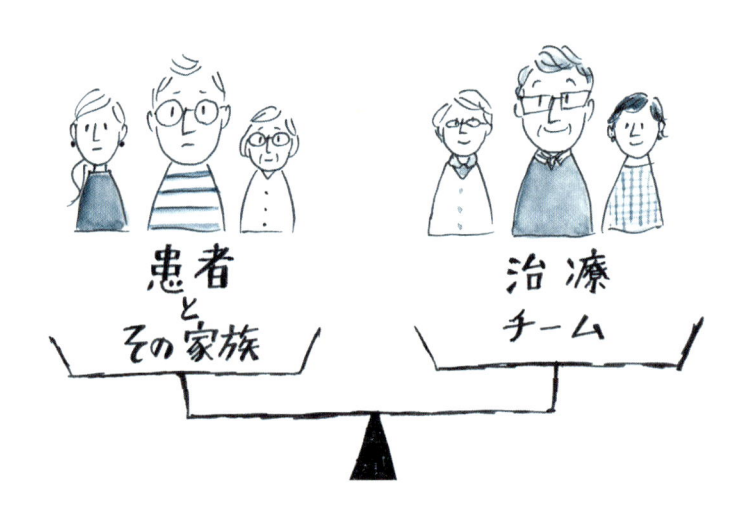

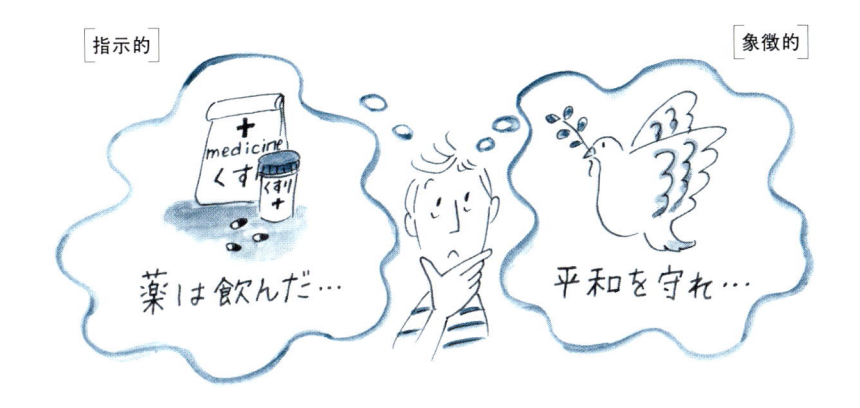

で家族が優位であり（70%）、不良群では優位性にばらつきがありました（40〜70%）。

「量的な優位性」に関しては、両群間に明らかな差はみられませんでした。

指示的か象徴的か

言葉づかいの領域においては、驚くほどの違いが認められました。予後不良群では、会話のなかで象徴的な言い回しがわずか（0〜20%）しか見られませんでしたが、予後良好群ではごく当たり前（38〜75%）に認められました。家族が象徴的な言い回しを使っているうちは、ひとつのテーマについてのやりとりも長くなる傾向がありました。指示的な言い回しが優位なミーティングでは、治療チームは矢継ぎ早に質問を投げかけるばかりで、対話は一問一答のようになりがちでした。

モノローグ的かダイアローグ的か

この点では、予後不良群では大きなばらつきがみられました。ダイアローグ

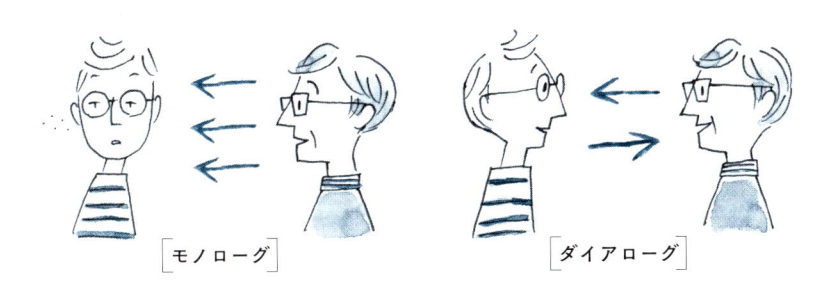

的な対話もあるにはあったのですが、予後良好だった3事例のように、当たり前にはなされていませんでした。

暴力についての対話を比較する

対話の違いの例を、以下に引用してみましょう。これはふたりの患者のそれぞれの治療ミーティングからのもので、いずれも家庭内の暴力について話し合われています。

予後良好だった事例

暴力に関するリフレクティングの例です。家でおこなわれた最初のセッションのあとで、父と息子は大げんかになりました。息子が勉強もしないで生々しい幻覚について語り続け、妙な哲学理論を開陳し始めたせいです。

父がそれを嫌がると、M（息子）は子ども時代にどんなにつらかったかを語り始めました。そこから大げんかが始まり、父と息子はつかみ合いになりました。以下は、その後におこなわれた2回目のセッションでの会話です。

M（息子）　レスリングをしてたんです。
TF（女性のセラピスト）　本気のけんかだったんじゃないの？
M　誰かを戦わせるみたいな……
TM（男性のセラピスト）　どっちからつかみかかったの？
M　父がキレてきたんですよ。
TM　どっちから始めたのかな。
TF　どっちが押さえ込んだの？
M　えーと、僕が父の首根っこを押さえました。
Mo（母親）　そうでしょ、私が言ったでしょ……（笑）
M　体を鍛えたことはなかったけど、がっちりヘッドロックを決めてやりました。父は何年もボディビルをしてたし、僕はろくに運動したこともなかったんで、ちょっと怖かったけど。

TM （他のチームメイトに向かって） うん、これはあれだね、きみんとこの子が怒ったときの……

TF っていうかね、お父様も息子さんがこれだけ強くなったことを自慢に思ってもいいんじゃないかしら……

TM うんそうだけど、でも自分がつかみかかられてごらんよ……

TF それでもね、お父様は、息子さんがレスリングで負けないくらい大人になったことを自慢していいわよ……

M 事実を話して構いませんか？

TF 息子さんの言ったことについて考えてたんだけど、あの夢がすべてかどうかについて……でも彼のご両親とは議論になっていた。

M けれど、あなたにも考えてほしい……

TF こんなことは思春期くらいじゃよくあるわよね。何にでも反対してけんかしたりとか。

TM そう、こういうことはつまり……

TF ……遅い思春期。

TM 急成長というか、別の形の？

TF 別の形ね。私が思うに、お父様が数学教師だったりすれば、発狂しそうなくらいの難しい状況になるわね、もちろん。

M そう、それは2＝1にしようとした僕にとって最後の藁一本〔訳注〕みたいなものだった。

TF そうね、最後の藁に違いない。

M 父さんは僕が殺意を持っていると誤解して……

　治療チームのメンバーは、家族がレスリングの話を始めたことにびっくりしています。しかし彼らは真剣に耳を傾けています。いくつか質問とコメントを加えてから、彼らは互いに向き合い、このおっかなびっくりな状況についていぶかしむように、リフレクティングを始めました。

この会話で、彼らは父と息子のあいだの深刻な葛藤に気づいていますが、でき

訳注……「最後の藁一本が、らくだの背骨を折る」から。

るだけ正常の側に引き寄せて解釈しようとしています。彼らはレスリングが十代の青年の反抗として、また反抗を押さえ込む父親の態度として、自然なものかどうかを問うています。治療チームはダイアローグ的な会話のなかで、彼らが聞いたことについてのコメントをやりとりしています。

　このシークエンスでは、患者である M が話題において優位で、治療チームはやりとりや会話量において優位、意味は象徴的な言葉からもたらされ、まさにダイアローグ的な対話になっていました。

　この事例では、2 回分のミーティングが分析されました。クライアント側は、やりとりにおける優位性を 57％、意味においても 69％ と、いずれも優位でした。シークエンスの 75％ において象徴的な言語構成がなされており、ダイアローグ的な対話も全体の 65％ を占めていました。

予後不良の事例

　治療チームがきちんと応答していない例です。患者 P が病院に到着し、最初のミーティングが開かれました。このミーティングで、P が母親に対して暴力を振るってきたことが明らかになったのです。下のやりとりで、そのときの様子が述べられています。T1 は女性の、T2 は男性のセラピストです。

T1	私は暴力がこの 2 週間以内に起こったと思っていた。
T2	単なる脅しじゃなくて？
T1	殴ったのよ。私は P さんがお母さんを殴ったと思ったの。
T2	P さんは、酒に酔ってたとか、二日酔いだったとかでは？
P	いいえ、しらふでした。
T2	しらふ？
T1	P さんがお母さんに何か聞こうとしたんじゃないかしら。
P	ええと、先週末のことです。警官がやってきたんです。母は飲んでいました。母が真夜中にひとことも言わずにコーヒーを淹れはじめて、私は聞いてみたんです……私がキッチンに入っていくと、彼女は振り返って、そん

なこと言っちゃだめよと言いました。だから私は母親をひっぱたきました。母は走って廊下に逃げて大声で叫びました。私は叫ばなくてもいい、なんでわからないんだと言って……そこから冷静になりました。その時点でもう例の感覚があって……警察と救急車がやってきました。もちろん叩くのはいけないことですが、あの感覚がやってくると、どうしようもないんです……

T1 　そこで病院に行ったのね？
P 　はい、その直後に。
T2 　なんでお母さんは警察が来たことを言わなかったのかな？
P 　何ですか？
T2 　お母さんは、前の晩に君の家に警察が来たことを、どうして黙ってたんだろう。
P 　前の晩じゃないです。先週末のことです。私はずっと考えていました。妙な考えにとりつかれて、でもそれが事実じゃないことはわかってたんです。でもそのことについて少しでも考え始めると、そういうことが本当に起こりそうな感じになるんです。それはあまりにも……ありとあらゆるくだらないことを考えてしまうんです。
T2 　そういう状況が先週末に起こったと。
T1 　そうね。

　暴力が起きた状況についてのやりとりは、前の例とはまったく異なっています。患者の言葉は混乱していて、明快な陳述ができず、ただ「人を叩くのはいけない」と言うしかありません。
　彼は自分の行為について語るための言葉（内的な対話）の核となるものを持っています。**しかし治療チームはそこに反応しないで、かわりに彼がどんなふうに病院を受診したかについてばかり聞いています。**
　こういうことはめずらしくありません。患者が自分の「奇妙な体験（幻聴）」について自問しているとき、治療チームは、彼が伝えようとしている特異な体験を語る言葉を見つけられるように手伝おうとはしませんでした。この短いや

[予後不良事例]

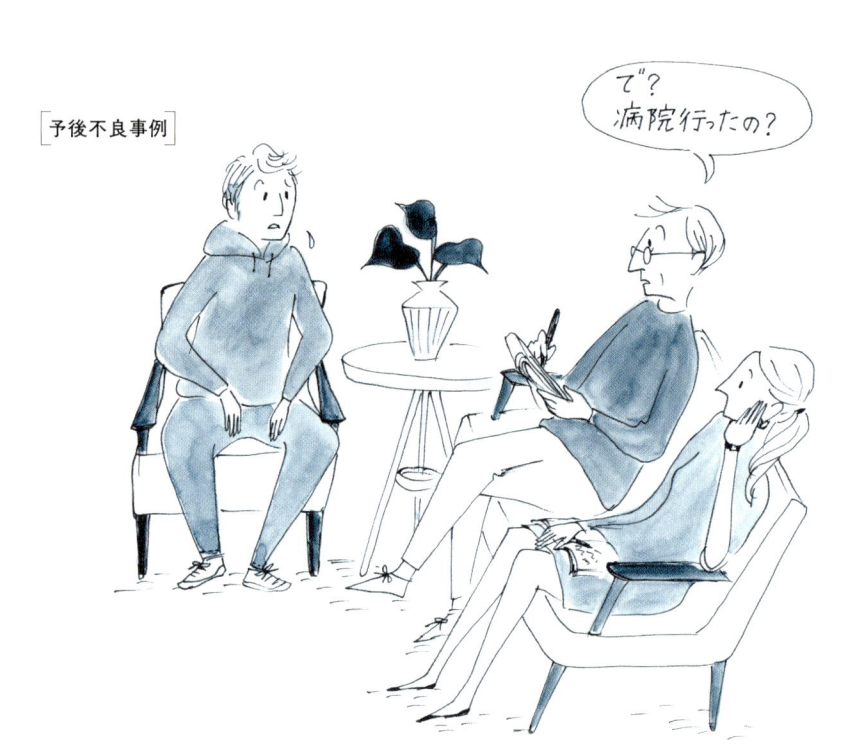

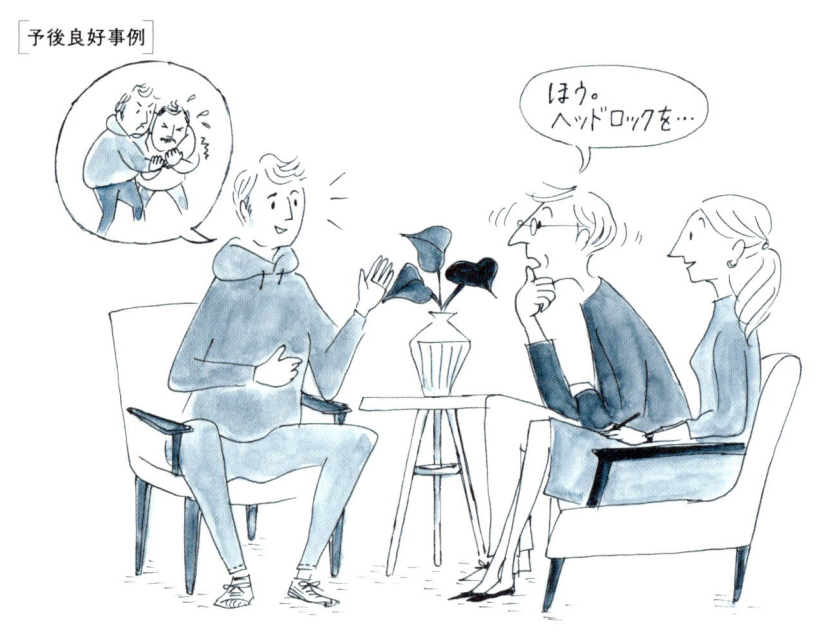

で？
病院行ったの？

[予後良好事例]

ほう。
ヘッドロックを…

りとりのなかでさえ、2つの発言が無視されています。結果的に対話は成立しませんでした。

このシークエンスでは、患者であるPのほうがたくさんの言葉を語っているにもかかわらず、治療チームは話題の主導権や、やりとりの主導権を手放しませんでした。意味は指示的な言葉からもたらされ、モノローグ的な対話が続けられています。

この事例の3回のミーティングを分析したところ、意味内容においては患者の優位性が60%だったにもかかわらず、患者が主導したやりとりは25%のみでした。象徴的な意味の構築は10%のみであり、ダイアローグ的な対話は15%にとどまっています〔訳注〕。

考察

予後良好事例はダイアローグになっていた

この論文の主たる目的は、精神病の治療におけるオープンダイアローグの意義を評価するための予備的エビデンスを示すことです。ここでは特に、ミーティングに焦点を当ててみました。予後良好な患者と予後不良な患者とで、ミーティングにおける対話のありようを比べてみたのです。

その結果、予後良好だった事例においては、言葉のやりとりという点で、患者側に優位性が認められました。最も顕著だったのは、彼らが事実をそのまま口にするのではなく、象徴的な意味を込めて語る傾向です。そのようなときは、まさにダイアローグ的な形をとっていました。

こうした違いは、家庭内暴力が問題となった2例の会話において浮き彫りになりました。予後良好だった事例では、治療チームは家族からの暴力に関するびっくりするような情報提供に対して、リフレクティング形式の対話を維持しつつ応じていました。一方、予後不良だった事例では、患者がせっかく自責の

訳注……予後不良な事例の面接では、予後良好な事例の場合と比べて、①患者がやりとりの主導権を握らせてもらえず、②かわされる言葉も指示的（事実関係の確認ばかり）で、③象徴的な膨らみや発展性を欠いている。何よりいちばんまずいのは、病的体験が語られているのに、治療チームがそれをスルーしていること。

念や奇妙な病的体験について語り始めているのに、治療チームはそれに反応すらしていません。

　ただしこの論文の目的は、なぜこんなことになったのかを説明することではありません。この結果を、予後の良し悪しについての決定的な説明とみなすべきではないのです。治療においては、本論には記述しきれない多くの要因が影響を及ぼしているからです。

　この分析は、ミーティングにおける対話の質をよりよいものにするためになされました。それはまず、シークエンス分析によって見出された3つの変数における違いとして示されています。また一種の極限状態、すなわち暴力沙汰についての話し合いにおける治療チームの具体的な描写によっても示されました。

　これらは、対話の質が予後を左右することのエビデンスとなるでしょう。ただし、それが唯一の要因であるとか、説明として十分だなどと言いたいわけではありません。

会話そのものへ介入せよ

　一般的なシークエンス分析の結果から次のことがいえます。

　ミーティングにおける治療チームの重要な仕事は、患者やその関係者が対話の主導権を握れるようにうまく持っていくことです。もしクライアントに象徴的な意味を構築する力があるようなら、過酷な病的体験をうまく言い表せるように手伝うことも、ずっとやりやすくなるでしょう。そういう場合には、対話はいっそうダイアローグ的になり、重要案件について共同討議している感じに近づきます。

　こういう対話は、あの古くさい一問一答、つまり患者から情報を引き出し介入の計画を立てるための「問診」とは似ても似つかないものです。対話の形式そのものが「介入」となる、といってもいいでしょう。対話において治療チームがなすべきことは、対話を通じたつながりが生まれてくるスペースを、できるだけ多くつくり出すことなのです。介入の対象は対話そのものであり、患者や関係者ではありません。

なんとか言葉にしようとする試みを見逃すな

　治療チームの活動によって、ミーティング中に何が起こるかが変わってきます。チームがクライアントの話に耳を傾け、ダイアローグ的に応じていくことで、クライアント、すなわち患者とその関係者は、自分たち自身の発言から学ぶことができます。

　予後良好な事例の対話をみればわかるように、患者の内的な対話は、治療チームのリフレクティブな会話に積極的に参加しようとしています。彼は彼の考えを表現するための言葉を生み出すべく、ずっと（声に出さずに）発言を続けているのです。

　いまだ語り得ない体験へと歩を進めていくうえで、十分な安全が保証されるべきであることは想像に難くありません。そうした未知の体験はできあいの過去のどこにもありませんが、対話を通じて体験を再構築し、体験を生き直すことが可能になるのです。

　予後不良の事例での対話は、状況は真逆となります。母に振るった暴力や精神病的な妄想についてなんとか言葉にしようという患者の試みを、治療チームはまるで相手にしませんでした。彼の言葉は傾聴されることなく、それゆえ彼はこの過酷な問題に関する内的な対話へと踏み込んでいくことも叶いませんでした。

応答によってクライアントの不安に答えよ

　後からはなんとでも言えますが、少なくともこのエピソードでは、母への暴力に関する自責感についても、精神病的な妄想についても、リフレクティングがなされませんでした。これは結果的に、彼の経験したことが重要でもなく話すに値することでもないのではないかという不安をかきたててしまいました。

　たしかに治療チームの振る舞いがひどかったわけではありません。治療者たちは何が起こったのか、クライアントがどんなふうにケアに接触したかについて、できるだけ知ろうと努めていました。いい大人の息子が母親を殴るような事態が起こって、その直後に暴力について話し合うことが、治療者自身にとっ

ても心をかき乱すような経験となるのは当然のことです。こうした状況では、対話的であろうと配慮することも、どんな答え方がいちばんよいかという判断も、難しくなってくることでしょう。

　ここに示した分析では、この論文の冒頭で述べたことの重要性を再確認できました。つまり、クライアントの言葉に注意深く耳を傾け、治療者自身の心配事よりもクライアントたちの不安にしっかりと応えなければならない、ということなのです。

REFERENCES

American Psychiatric Association. [1987]. *Diagnostic and statistical manual of mental disorders* (4th ed.). Washington, DC: Author.

Aaltonen, J., Seikkula, J., Alakare, B., Haarakangas, K., Keränen, J., & Sutela, M. [1997]. Western Lapland project: A comprehensive family- and network-centered community psychiatric project. *ISPS. Abstracts and Lectures*, 12-16 October.

Alanen, Y. O. [1997]. *Schizophrenia: Its origins and need-adapted treatment*. London: Karnac.

Alanen, Y. O, Lehtinen, K., Räkköläinen, V, & Aaltonen, J. [1991]. Need-adapted treatment of new schizophrenic patients: Experiences and results of the Turku Project. *Acta Psychiatrica Scandinavica, 83*, 363-372.

Andersen, T [1995]. Reflecting processes: Acts of informing and forming. In S. Friedman (Ed.), *The reflective team in action: Collaborative practice in family therapy* (pp.11-35). New York: Guilford.

Anderson C., Hogarty G., & Reiss D. [1980]. Family treatment of adult schizophrenic patients: A psycho-educational approach. *Schizophrenia Bulletin, 6*, 490-505.

Anderson, H. [1997]. *Conversation, language, and possibilities*. New York: Basic Books.

Anderson, H., & Goolishian, H. [1988]. Human systems as linguistic systems: Preliminary and evolving ideas about the implications for clinical theory. *Family Process, 27*, 371-393.

Bakhtin, M. [1981] *Dialogic imagination*. Austin: Texas University Press.

Bakhtin, M. [1984]. *Problems of Dostojevskij's poetics*. Minneapolis: Manchester University Press.

Beels, C. C., Kogan, S., & Gale, J. [1997] Mapping and/or discovering meaning in family therapy: An e-mail conversation. *Family Process, 36*, 127-132.

Boscolo, L., & Bertrando. P. [1998]. *Genom tidens lins*. Stockholm: Mareld.

Fallon I. [1996]. Early detection and intervention for initial episodes of schizophrenia. *Schizophrenia Bulletin, 22*, 271-283.

Fallon, I., Boyd, J., & McGill, C. [1984]. *Family care of schizophrenia*. New York: Guilford.

Friedman, S. (Ed.). [1995]. *The reflecting team in action*. New York: Guilford.

Garety, P. [1994]. Construction of 'paranoia': Does Harper enable voices other than his own to be heard. *British Journal of Medical Psychology, 67*, 145-146.

Gehart, D., Ratliff, D., & Lyle, R. [2001]. Qualitative research in family therapy: A substantive and methodological review. *Journal of Marital and Family Therapy, 27*, 261-274.

Gergen, K. [1994]. *Realities and relationships: Soundings in social construction*. Cambridge, MA: Harvard University Press.

Gergen, K. [1999]. *An invitation to social construction*. London: Sage.

Gergen, KI, & McNamee, S. [2000]. From disordering discourse to transformative dialogue. In R. Neimeyer & J. Raskin (Eds.), *Construction of disorders*. (pp.333- 349). Washington, DC: American Psychological Association.

Gleeson, J., Jackson, H., Stavely, H., & Burnett, P. [1999]. Family intervention in early psychosis. In P. McGorry & H. Jackson (Eds.), *The recognition and management of early psychosis* (pp.380-415). Cambridge. Cambridge University Press.

Goldstein, M. [1996]. Psycho-education and family treatment related to the phase of a psychotic disorder. *Clinical Psychopharmacology, 11*(Suppl. 18), 77-03.

Haarakangas, K. [1997]. The voices in treatment meeting: A dialogical analysis of the treatment meeting conversations in family-centred psychiatric treatment process in regard to the team activity. Diss. English Summary. *Jyväskylä Studies in Education, Psychology and Social Research, 130*, 119-126.

Harper, D. [1994] The professional construction of 'paranoia' and the discursive use of diagnostic criteria. *British Journal of Medical Psychology, 67*, 131-143.

Holma, J., & Aaltonen, J. [1997]. The sense of agency and the search for a narrative in acute psychosis. *Contemporary Family Therapy, 19*, 463-477.

Karon, B. [1999]. The tragedy of schizophrenia. *The General Psychologist, 32*, 3-14.

Keränen, J. [1992]. The choice between outpatient and inpatient treatment in a family centred psychiatric treatment system. Diss. English summary. *Jyväskylä Studies in Education, Psychology and Social Research, 93*, 124-129.

Kogan, S., & Gale, J. [1997]. Decentering therapy: Textual analysis of a narrative therapy session. *Family Process, 36*, 101-126.

Lehtinen, V., Aaltonen, J. Koffert, T, Räkkölöinen, V, & Syvälahti, E. [2000]. Two year outcome in first-episode psychosis treated according to an integrated model. Is immediate neuroleptisation always needed? *European Psychiatry, 15*, 312-320

Leiman, M., & Stiles, W. [2001]. Dialogical sequence analysis and the zone of proximal development and conceptual enhancements to the assimilation model: The case of Jan revisited. *Psychotherapy Research, 11*, 311-330.

Linell, P. [1998]. *Approaching dialogue. Talk interaction and contexts in dialogical perspectives.* Amsterdam: John Benjamins.

Linell, P, Gustavsson, L., & Juvonen, R [1988]. Interactional dominance in dyadic communication: A presentation of initiative-- response analysis. *Linguistics, 26*, 415-442.

Luckman, T. [1990]. Social communication, dialogue and conversation. In I. Markova & K. Foppa (Eds.), *The dynamics of dialogue* (pp.45-61). London: Harvester.

Marley, J. [1999]. Family therapy and schizophrenia: A developing model for practice. *Journal of Family Psychotherapy, 10*, 1-14.

McGorry, P, Edwards, J., Mihalopoulos,C., Harrigan, S., & Jackson, H. [1996]. EPPIC: An evolving system of early detection and optimal management. *Schizophrenia Bulletin, 22*, 305-325.

Penn, P [1998]. Rape flashbacks: Constructing a new narrative. *Family Process, 37*, 299-310.

Penn, P, & Frankfurt, M. [1994]. Creating a participant text: Writing, multiple voices, narrative multiplicity. *Family Process, 33*, 217-231.

Ricoeur, P. [1992]. *Oneself as another.* Chicago: University of Chicago Press.

Seikkula, J. [1991]. Family-hospital boundary system in the social network. Diss. English summary. *Jyväskylä Studies in Education, Psychology and Social Research 80*, 227-232.

Seikkula, J. [1995]. From monologue to dialogue in consultation with larger systems. *Human Systems, 6*, 21-42.

Seikkula, J., Alakare, B., & Aaltonen, J. [2000]. A two-year follow-up on open dialogue treatment in first episode psychosis: Need for hospitalization and neuroleptic medication decreases. [In Russian, English manuscript from the authors] *Social and Clinical Psychiatry, 10*, 20-29.

Seikkula, J., Alakare, B., & Aaltonen, J. [2001a]. Open dialogue in psychosis I: An introduction and case illustration. *Journal of Constructivist Psychology, 14*, 247-265.

Seikkula, J., Alakare, B. & Aaltonen, J. [2001b]. Open dialogue in psychosis II: A comparison of good and poor outcome cases. *Journal of Constructivist Psychology, 14*, 267-284.

Selvini-Palazzoli, M., Boscolo, L., Cecchin, G., & Prata, G. [1978]. *Paradox and counterparadox.* New York: Jason Aronson.

Selvini-Palazzoli, M., Boscolo, L., Cecchin, G., & Prata, G. [1980]. Hypothesizing, circularity and neutrality: Three guidelines for the conductor of the session. *Family Process, 19*, 3-12.

Shotter, J. [1993a]. *Conversational realities: Constructing life through language.* London: Sage.

Shotter, J. [1993b]. *Cultural politics of everyday life.* Buckingham: Open University Press.

Shorter, J. [1996]. *Vico, Wittgenstein, and Bakhtin: 'Practical trust' in dialogical communities.* Paper in the conference Democracy and Trust, Georgetown, Nov. 7-9.

Shorter, J. [1998]. Life inside the dialogically structured mind; Bakhtin's and Voloshinov's account of mind as out in the world between us. In J. Rowan & M. Cooper (Eds.), *The plural self. Multiplicity in everyday life* (pp.71-92). London: Sage.

Smith, C. [1997]. Introduction: Comparing traditional therapies with narrative approaches. In C. Smith & D. Nylund (Eds.), *Narrative therapies with children and adolescents* (pp.1-52). New York: Guilford.

Stern, S., Doolan, M., Staples, E., Szmukler, G., & Eisler, I. [1999]. Disruption and reconstruction: Narrative insights into the experience of family members caring for a relative diagnosed with serious mental illness. *Family Process, 38*, 353-369.

Swartz, S. D. [1994]. Issues in the analysis of psychotic speech. *Journal of Psycholinguistic Research, 23*, 29-44.

Trimble, D. [2000]. Emotion and voice in network therapy. *Netletter, 7*(1), 11-16.

Tuori, T. [1994] *Skitsofrenian hoito kannattaa. Raportti skitsofrenian, tutkimuksen, hoidon ja kuntoutuksen valtakunnallisen kehittämisohjelman 10-vuotisarvioinnista.* Helsinki: Stakes Raportteja 143.

Walkup, J. [1994]. Commentary on Harper, 'The professional construction of paranoia and discursive use of diagnostic criteria.' *British Journal of Medical Psychology, 67*, 147-151.

Wertsch, J. [1985]. *Vygotsky and social formation of mind*. Cambridge: Harvard University Press.

Van der Kolk, B., & Fisler, R. [1995]. Dissociation and the fragmentary nature of traumatic memories: Overview and exploratory study. *Journal of Traumatic Stress, 8*, 505-525.

Williams, C. & Collins, A. [1999]. Defining new frameworks for psychosocial intervention. *Psychiatry, 62*, 61-78.

Voloshinov, V. [1996]. *Marxism and the philosophy of language*. Cambridge: Harvard University Press.

Vygotsky, L. [1970]. *Thought and language*. Cambridge, MA: MIT Press.

Vygotsky, L. [1981]. The development of higher forms of attention in childhood. In J. Wertsch (Ed.), *The concept of activity in Soviet psychology* (pp.189-240). New York: M. E. Sharpe Inc.

3

**Healing Elements of Therapeutic Conversation:
Dialogue as an Embodiment of Love**

Jaakko Seikkula, Ph.D & David Trimble, Ph.D

治療的な会話においては、何が癒やす要素となるのだろうか
愛を体現するものとしての対話

要旨 〈バフチン〉の視点に立つならば、理解するためには、話しかけ傾聴するという能動的なプロセスが欠かせない。好ましい変化を起こそうと思うなら、どんな治療においても対話は基本となる。この研究では、対話主義と神経生物学的発達のふたつの視点から、対話における基本的要素が何であるかを分析した。ミーティングにおいて、なにゆえ対話が治癒をもたらすのかを明らかにするためである。

対話のパートナーとしての治療者という視点から、以下のことを検討した。対話を支える振る舞い、感情の分かち合い、コミュニティの形成、そして新たな共有言語をつくり出すこと。

さらに私たちは愛の感覚、すなわち互いの感情の強い同調が会話のなかに現れた瞬間に、治療的変化が起きていることについて語ろうと思う。

オープンダイアローグとは

　この論文で私たちは、対話の何が治癒を促すのかを明らかにし、その機序について説明します。

　いまや家族療法にはさまざまな対話的アプローチが存在しています〔たとえばAndersen, 1991; H. Anderson & Goolishian, 1988; Fishbane, 1998; Inger & Inger, 1994; Pare & Lysack, 2004; Penn & Frankfurt, 1994; Tschudi & Reichelt, 2004〕。この論文の筆頭著者（セイックラ）は、フィンランド西ラップランド地方において、精神病、統合失調症、またその他の重篤な精神的危機への治療的介入方法として、オープンダイアローグの発展に尽力してきました〔Seikkula et al., 1995; Seikkula & Olson, 2003〕。

　オープンダイアローグ・アプローチでは、苦境におちいった当事者（本人）やその家族が精神医療システムに助けを求めたら、専門家チームが24時間以内に、それもできるだけ迅速にミーティングをおこないます。家族と、かかわりのあるメンバーが、通常はその家族が選んだなじみのある場所に集まります。あとは治療プロセスが完了するまで、何か月でも何年間でも、同じチームがそのケースを担当し続けます。

　ケースに関係する会話や決定が、ネットワークメンバー〔訳注〕**のいないところでなされることはありません**。いま起きている問題の評価、治療の計画や決定はすべてミーティングで話し合われます。ミーティングには患者、その関係者、あるいは関係機関の専門家たちも参加します。

　個人精神療法や就労支援リハビリテーション、向精神薬による治療なども並行してなされることになりますが、この治療プロセスの根幹はあくまでも、専門家チームとケースの関係者が対話を継続していくことです。

核としてのミーティング

　急性期の危機において、ネットワークメンバーはしばしば絶望的となり、彼らが巻き込まれている困難に対して、こわばった視野狭窄の状態におちいっています。ミーティングでは、治療チームのメンバーがネットワークメンバー全

訳注……以下、ミーティングの記述において、患者やその社会ネットワーク側（家族、友人、親類、経済活動、取引など）を「ネットワークメンバー」と呼び、治療側を「治療チーム」と呼ぶ。

員に、とりわけ急性期にある患者本人に、ミーティングへの参加を強く要請します。そこでは誰の発言であれ、深く傾聴され、ていねいな応答がなされます。

　治療チームは、参加者の感情表現を支え、全人格をもって率直かつ誠実に応答します。ただし心を動かされたことを率直に認めながらも、**ミーティングのなかで生じてくる強烈な感情に対しては、最後まで持ちこたえていかなければなりません**。

　関係者が同席するなかで、専門家どうしが会話をすることは、リフレクティング・チームの応用です。この技法によって、ネットワークメンバーは、自分が経験したことの意味を理解できるようになるのです。

　とりわけ治療の初期段階においては、会話内容の拡充に時間をかけるために、さまざまな決定が先送りされることになります。このように結論を保留にしたまま対話を続けることで、極度のストレス状態にあっても、治療システムはあいまいさに対する耐性を獲得できるようになります。かくして、困難な状況に取り組むための、新しいアイディアを受け入れる余裕が生まれてきます。

ミーティングの進め方

　まずはじめに治療チームは、ネットワークメンバーになじみのある言葉づかいを自分たちの発言に慎重に取り入れていきます。関係者一人ひとりから、注意深くていねいに言葉と感情を引き出しながら、会話を進めていきます。やがて治療チームはネットワークメンバーに仲間として受け入れられ、そこから新たな共有言語が生み出されるとき、新しい意味も生まれてくるのです。

　この過程でドラマを生み出すのは、「専門家による巧みな介入」などではありません。**治療者を含む参加者のあいだでなされる感情のやりとりにこそ、ドラマがあります**。彼らはともに、ケアの共同体を再構築しようとしているのです。

　ミーティングは、できるだけ内容やテーマを事前に決めずにおこないます。一人もしくは何人かのチームメンバーが、ミーティングをリードします。全員がひとつの部屋に一緒に座り、まずは専門家チームが、問題についての情報交換をおこないます。次いでミーティングのリーダーは、誰か話したい人はいな

いか、どんなことから話すべきかといった、「開かれた質問」を皆に投げかけます。

　この質問の形も、あらかじめ決められているわけではありません。むしろリーダーは、それぞれの発言者にていねいに同調しながら、相手の発言にもとづいて次の問いかけを組み立てていきます（たとえば、相手の応答を正確に繰り返してから質問をするとか、相手の応答に合った言葉を、自分の問いかけのなかに取り入れるとか）。

　ミーティングのプロセスをゆっくりと進めることは、ことのほか重要です。そうすることで、参加者の発言にリズムやスタイルがもたらされ、メンバー一人ひとりが「自分の発言が必要とされ支持されている」と感じられるような"居場所"となっていくでしょう。

　さまざまなテーマが生まれるたびに、できる限り多くの〈声〉が、議論のなかに取り入れられます。専門家たちは、必要とあらばいつでも、治療メンバーどうしのリフレクティングを提案するでしょう。リフレクティングがなされるたびに、ネットワークメンバーはその内容についてのコメントを求められます。

　リーダーがそろそろミーティングを終えようというときには、参加者は何か付け加えるべきことがないかどうか、発言が求められます。おしまいにリーダーが、今日のミーティングで何が話し合われ、どのような決断がなされたかを総括して、それがミーティングの結論となります。

＊

　オープンダイアローグ・アプローチは、ふたつの重要な要素を組み合わせてできています。すなわち、①治療システムの組織化と、②ミーティングにおける対話プロセスです。これに加えて専門家チームは、クライアントとその関係者からの要請にすみやかに対応し、必要とされる限りかかわり続けます。

　この論文では、オープンダイアローグにおける、ミーティングのプロセスそのものに焦点が当てられます。その際、クライアント、その関係者、治療チームそれぞれの〈声〉に対して、"ポリフォニック（多声的）"にかかわることを強調することになるでしょう。

事例　フラッシュバックから愛へ

　次の事例は、筆頭著者であるセイックラが助言を求められたケースです。治療システムが行きづまっていたのです。紹介するのはたった1回のミーティングですが、ここには私たちが対話療法のプロセスにおいて探求してきた多くの要素が含まれていると思います。

フラッシュバックに苦しむイングリッド
　このミーティングは、精神障害者向けのシェルターに住むイングリッドという女性のために開かれました。問題のきっかけは、9年前に彼女とボーイフレンドが、路上で暴行を受けたことでした。彼女のきょうだいの友人だった3人の男性が、そのボーイフレンドから金品を強奪しようとしたのです。イングリッドはボーイフレンドをかばおうとして負傷しました。それ以来、暴行場面のフラッシュバックが繰り返されるようになり、彼女には精神科での治療が必要でした。

　暴行を受けた直後から彼女は、すでに離婚していた両親のいずれとも連絡をとらなくなっていました。誰も自分を助けてくれないと感じていたのです。フラッシュバックは苦痛に満ちた悪夢として繰り返され、彼女の人生はすっかり台無しになってしまいました。

　イングリッドは魅力的な女性だったので、皆なんとかして助けようとしていました。窓口となった2人の看護師が、彼女の治療とリハビリテーションを担当し、他のケアの専門家とも連携をとっていました。

助言役はセイックラ
　イングリッドが精神科で治療を受けるようになってすぐ、治療チームは家族ミーティングを開こうとしました。しかし彼女の動揺が激しかったため、このときは中止になってしまったのです。

それから何年も経ってから、治療チームはイングリッドの治療について将来の見通しを立てるべく、ふたたびミーティングを計画しました。セイックラが助言者として、このミーティングをリードすることになりました。

ミーティングには、イングリッドと現在のボーイフレンド（暴行された人物ではない）、彼女の母親と父親、担当のソーシャルワーカー、窓口となった2人の看護師、そして主治医が参加しました。彼女のきょうだいにも声はかけてあったのですが、彼は現れませんでした。

張りつめた空気のなかで

最初にセイックラは、参加者にミーティングへの思いを尋ねました。彼らは、まず家族関係を修復してから今後のことについて話し合いたいと言いました。

次にセイックラは、イングリッドと彼女の両親に、このミーティングの時間をどのように使いたいかという「開かれた質問」を投げかけました。イングリッドは、いま自分はすごく緊張しているので、先に両親の話が聞きたいと答えました。それに対して両親は、イングリッドの最近の生活状況が聞きたいと言います。彼女のボーイフレンドは、両親がイングリッドと連絡もとろうとせず、治療に協力していないと非難しました。

ミーティングの空気は張りつめていました。イングリッドと両親は、互いに目を合わせることを避けています。母親が例の暴行事件について話し始め、事件については自分にも責任があると泣きながら訴えました。母親は、イングリッドのきょうだいが「事件の責任はイングリッドのボーイフレンドにもある」と非難していたことにも触れました。

セイックラは助言役として、参加者全員が自分の考えを表明できるように気を配りながら、**話題が性急な結論や治療上の決定に向かうことがないように注意していました**。窓口となった看護師のひとりは、ろくに成果を上げられない状態でイングリッドを支えていくことの難しさについて話している途中、突然泣き出しました。

ミーティングの雰囲気はどんどん悲惨なものになっていきました。母親は、

かつて自分がとても愛していた幼いころの娘が恋しいと語りました。

リフレクティング開始！

　しばしの沈黙をはさんで、セイックラは、家族の面前で専門家どうしが話し合うことを了承してほしいと頼みました。

　その後のリフレクティングにおいて専門家たちは、長いあいだずっと音信不通だったにもかかわらず、この家族がこんなにもお互いを思いやり、愛し合っていたことに対する驚嘆を表明しました。

　セイックラもそれに同意し、この９年間が、この家族みんなにとって、ひどくつらい日々であったに違いないことを強調しました。なにしろこれほど長いあいだ、お互いの生活を気にかけながら、どんなに連絡をとりたいと思っていても、それを表明できないままだったのですから。セイックラはまた、治療チームが彼女の生活を力強く支えてきた点についても言及しました。

家族に感想を聞く

　リフレクティングが済んだ後、セイックラは家族みんなに、今の話についてどう思うかと尋ねました。

　イングリッドの母親は、ずっと涙を浮かべながら治療チームのやりとりに耳を傾けていたのでした。父親もまた対話に感動していました。彼は、自分が家族の修復に十分に力を尽くしてこなかったことを悔やんでいましたが、それにもかかわらず、専門家たちが自分たち家族を肯定してくれたことに感銘を受けたと語りました。イングリッドの母親は、娘をとても愛していると述べました。

　助言者としての私（セイックラ）の視点から述べましょう。ミーティングのあいだ中、参加者の言葉や仕草といった感情表現のサインを追っていくうちに、部屋を満たしている感情と私自身の感情が共鳴し合っていくのを感じていました。私は、イングリッドの母親の愛情表現に感動していました。彼女の言葉に深く心を動かされている他の参加者の態度にも、感銘を受けていました。

　イングリッドと母親は、互いに手を取り合いました。私は、他に何か付け加

えたいことがなければミーティングを終わりにしましょうと提案し、皆が同意したのでした。

ミーティング終了へ

　会を終える準備をしながら、この日のミーティングがどうだったかを皆に尋ねました。参加者の多くが、ミーティングをポジティブに受け止めていました。
　イングリッドの母親は、この集まりが気に入ったと述べました。彼女はミーティングに参加することがひどく不安で前日は眠ることができず、ミーティングが始まってからも、当初はものすごく緊張していたとのことでした。彼女は私に「あなたがとっても自然な態度で、ぜんぜん教授らしくなかったおかげで、すごく気が楽になったわ」と伝えてくれました。
　ひとりのソーシャルワーカーだけが、否定的なコメントを述べました。彼女は、こんなにも強い感情を引き起こしておきながら、これからどうするかについての具体的な決定が何もなされなかったことが不満だったのです。

その1年後

　1年後のフォローアップでも、イングリッドはその日のミーティングのことをよく覚えていました。それは自分の人生で、最も感動的な経験のひとつだったと彼女は語りました。
　ミーティングの後の4か月間、彼女は一度もフラッシュバックを起こしていませんでした。暴行についての夢はその後もときおり見ましたが、チームのサポートのもとで、彼女はなんとか職業訓練校に通い始めていました。ミーティングに参加していたボーイフレンドとはすでに別れていましたが、母親とは連絡をとり合っており、父親の新しい家族にも会いに行っていました。母親を訪ねた際に一度、きょうだいとも顔を合わせていました。彼らは治療チームと一緒に、家族ミーティングを何度かおこなっていました。

なぜ対話で治癒するのか

理論と臨床の循環

　オープンダイアローグの発展には、行動、観察、研究、記述、理論、そしてこれらをつなぐ循環的なプロセスが含み込まれています。

　臨床実践において見出された経験知は、調査研究で得られた〔統計データなどの〕情報とともに、理論の吟味を促すでしょう。その理論がふたたび実践の洗練につながります。そして、そこで観察された変化や改善の効果を記述するために、さらなる理論の探求が促されます。フィンランド人である筆頭著者セイックラと、アメリカ出身の第二著者トリンブルの対話もまた、この循環的プロセスに加わっています。

　以下では、私たちはひとつの理論を抽出してみます。この理論は、ネットワークメンバーに対する支援活動を、実践したり観察したりするうえで役に立ちました。私たちは対話に関して、ある特異な視点を共有していますが、ここに発達心理学や神経生物学の発想を付け加えることで、対話理論がどれほど豊かなものになるのか、その可能性を追求していきます。

　私たちは、治癒をもたらすことが明らかないくつかの要因を、理論というレンズを用いて吟味しました。その要因とは、多声的な会話から新たな共有言語が生み出されること、情緒的体験の共有、コミュニティの創造です。私たちが信ずるところでは、それらすべてが相互的かつ強力な感情の同調によって支えられています。この同調こそは、多くの人が「愛の感情」と認識する、あの体験にほかなりません。

対話こそが理解の条件である

意味は"あいだ"にある

　ミハイル・バフチン［1975, 1984］とヴァレンティン・ヴォロシノフ［1929/1973］の思想は、オープンダイアローグの手法に最初期から影響を与えてきました。

　バフチンは、対話こそが思考を生み出すと考えていました。そのとき「意

味」は、個人の頭のなかではなく、人々のやりとりのなかのどこかで形成されます。つまり意味とは、人と人とのあいだの空間に現れるものなのです。

これまでの長い歴史のなかで、言葉は豊かな意味を持っています。対話の参加者はそれらを"借用"しつつ、その時々の用法に合わせた独自なものとして巧みに織り上げていきます。このとき発話の意味は、語り手と聞き手の双方から引き出されることになります。つまり言葉が意味を持つためには、応答が必要なのです。

セラピストも一参加者にすぎない

このように、言葉の意味が応答に依存していることについて、バフチンは、対話の〈未完結性 ◀〉と呼んでいます [Holquist, 1981]。意味というものは、応答、応答への応答、それに続くさらなる応答……といった予測不可能なプロセスによって、絶えず生成され変化していきます。そのプロセスは中断されることはあっても、決して完結することはありません。より多くの〈声〉が「ポリフォ

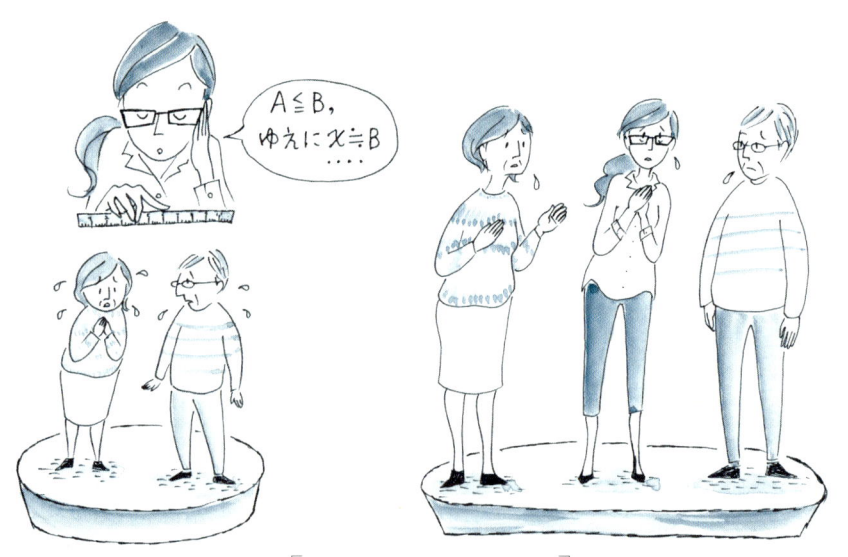

[外部から観察する者ではなく
一参加者になる]

ニック」な対話に組み込まれるほど、より創発的な理解が広がります［Bakhtin, 1984］。

このため治療チームは、その場にいるすべての参加者の意見を引き出そうと懸命になります。ディスカッションのテーマごとに、個人個人が自分自身のなかで、そしてその場にいる人たちとの関係性のなかで、たくさんの〈声〉に対して応答します。これらすべての〈声〉は、相互の対話のなかにあります。

よって、対話の目的とは、ただひとつの記述や説明を見つけ出すことではありません。対話とは相互的な行為です。精神療法の一形態として対話に注目することは、セラピストの位置づけを変えてしまうでしょう。**なぜならセラピストは、もはや外部から治療的に介入する立場ではなく、発話と応答の相互的プロセスにおける一参加者として振る舞うことになるからです。**家族や個人を治療の対象とみなすかわりに、彼らは主体と主体の関係の一部となるのです。

モノローグとダイアローグ

対話（ダイアローグ）を理解するひとつの方法は、それをモノローグと区別することです。「モノローグとは、他者を受動的な存在としてみなすことだ」とブラーテン［1988］は述べています。

対人関係に着目すれば、モノローグは他者から"釈明"という手段を奪うことによって、その人を沈黙させてしまいます。他方、精神内界に着目しても、モノローグは、他者のイメージ（ブラーテンのいう「仮想他者」）を、自分の内なる声をおうむ返ししたり、承認したりするだけの位置に押しとどめるものです。

心臓発作を予防するために、患者と医師のあいだでかわされる言葉のやりとりは、モノローグ的会話の好例でしょう。心臓発作の徴候パターンについての手順書や、診断確定後の行動についての指針にもとづいて、医師は患者に質問します。このとき患者からの応答は、このモノローグ的会話によって医師にコントロールされることになります。

どうすればダイアローグに移行するか

　トラウマを扱う状況においてはどうでしょうか。極限状況におかれたネットワークメンバーのあいだでは、対話がモノローグ化しやすくなります。ときには声の大きなメンバーが、一方的な思い込みを他のメンバーに押しつけようとすることもあります。

　さらにありがちなのは、いくつかの対立する考え方が、てんでに優位に立とうとしてぶつかり合うことです。何人かがダイアローグ的な発話を試みたとしても、それらが会話の主導権を握ることはありません。それぞれが自分の理解に頑なにしがみつこうとするので、誰ひとりとして他者の言葉に真摯に応答したり耳を傾けようとはしなくなるのです。

　会話は基本的にモノローグの範囲にとどまることになります。それはミーティングの場においてはふさわしいものではありません。個々のメンバーの考えだけではその状況が解決できないし、みんながモノローグ的なモードに固執している限りは、新たなアイディアも生まれようがないからです。

　困難をかかえたネットワークメンバーは、次のようなジレンマにおちいります。困難な状況を抜け出すためにはモノローグからダイアローグへと移行しなければならない。しかし一方で、ダイアローグとはその性質上予測不可能なものであり、それゆえトラウマで苦しんでいる人々には恐ろしいものに感じられる……［Kamya & Trimble, 2002］。

　先ほど紹介した事例を思い出してください。イングリッドと母親はふたりとも、ミーティングの前はどんなに不安だったかを語っていましたね。

「身体を持つ」とは？

　対話主義の立場では、意味というものは「人とのかかわり」から生まれると考えます。これは〈社会構成主義 ◂〉的な治療アプローチと同じ考え方です。私たちは、人とのかかわりについても、〈ポストモダン ◂〉の思想家たち［たとえば Lannamann, 1998; Pakman, 1995; Shotter & Lannamann, 2002］と同じ視点に立っています。

　彼らは、「身体を持つ」人々のあいだで、人とのかかわりが生じると考えて

いました。ここで「身体を持つ」とは、みずからの肉体や背景的な影響（たとえば、階層、人種、ジェンダー、文化、地政学、歴史など）の特性によって形づくられ、同時に制約もされている存在であるということを意味しています〔訳注〕。

こうした肉体的、そして背景的な身体性は、意味を協働で構築することを可能にする一方で、制約も加えます。対話は具体的な、そしてしばしば日常的な、人間の経験のかけがえのない固有性のもとで起こるわけです。バフチンはそれを「存在の一回性の出来事 once-occurring events of being」と呼びました。

それゆえ治療チームの専門家たちは、ミーティングで参加者に発言を求めながらも、それぞれの瞬間に何が起こっているのか、絶えず神経を集中させています。その瞬間瞬間への同調ができなければ、対話のプロセスが止まってしまうこともありえます。ハーラカンガス［1997］は、家族療法トレーニングの場において、マジックミラーの裏側にいるスーパーバイザーが新しいテーマを提案するたび、兆し始めた対話の芽が摘まれてしまうと述べています。

セラピストと家族が一緒に座っている場には、包括的で身体化された共有体験というものがあります。しかし、同じ空間を共有しない中立的な観察者という立場にいては、それを理解することはきわめて困難なのです。**こうした経験抜きに、安易に語られ聴き取られる言葉は、単なる筋の通っただけの叙述と化してしまうでしょう。**

ある研究において、私たちは次のことを見出しました［Seikkula, 2002］。すなわち、重篤な精神病患者の初回のミーティングにおいては、患者の精神病的な発話とか、はじめて反応を返そうとした小さなサインに対して、専門家たちは即座に応答を返さなければならないということです。もしそれに失敗したら、対話の可能性は閉ざされてしまい、不良な予後につながってしまうこともあります。

なぜ応答しなければならないのか

バフチン［1975］は、「**言葉にとって（すなわち人間にとって）、応答のないことほど恐ろしいことはない**」と述べています。あらゆる発話は、意味を獲得するために応答を求めているからです。このダイアローグの原則を尊重して、治療チー

訳注……人種やジェンダー、文化などは、個人の「身体性」に大きく影響するためである。

ムは、参加者のあらゆる発言に応えるべく懸命に努力するのです。

ただし応えるということは、説明や解釈を与えることではありません。そこでどんなことが言われたかに気づいていると示すことです。そしてもし可能なら、その発言について新たな見方が展開できることを、応答のなかではっきりと提示します。

発話のたびに応答しても、無理やり話の腰を折ることにはなりません。むしろそれは、チームからの応答の言葉を、会話のなかで生まれる自然なリズムになじませていくことなのです。

治療チームの専門家たちは、生身の一個人としてその場に臨みつつ〔訳注1〕、それぞれの人たちが話すことに対して純粋な関心を持って応答します。**ただしその際に、誰かが間違ったことを発言したかのようなほのめかしは、いっさいするべきではありません。**

このプロセスがネットワークメンバーに自分自身の〈声〉を見出させ、彼らもまた彼ら自身への応答者になっていきます。発言者は、応答のコメントを受け取ってから自分自身の話す言葉を聴くことで、自分が語った以上のことが理解できるようになります〔訳注2〕。

治療チームは、クライアントがふだんから使い慣れている日常語を拝借しながら問いかけます。そのように問うことで、話題となっている出来事のささいなディテールや話しづらい感情などが、うまく語りに取り込まれるように促すのです。さらにそこで話されたことについて、他のネットワークメンバーにもコメントを求めます。このようにして治療チームは、その出来事の多声的なイメージを導きます。

リフレクティングではどうするか

ではリフレクティングにおいて、治療チームはどう振る舞ったらよいでしょ

訳注1……原文では、"fully embodied person" という語が繰り返される。これはおそらく「身体性」や「現前性」という意味を含んでいるのだろう。はっきりと指摘されてはいないが、スカイプを使ったミーティングのような、身体性や現前性の希薄なやりとりへの批判が意識されていると思われる。「その場に居合わせる」ことの重要性である。

訳注2……「声とその応答」というやりとりの文脈のなかに置かれることで、発言者は（他者からの解釈の押しつけなどとは異なった形で）、自分の発言に込められた言外の意味をより深く理解できるようになる、ということ。

う。

　治療チームは、彼らがいましがた観察してきた事柄についてコメントをかわしつつ、とことん具体的なやり方で、新しい言葉を構築していきます。その際、**コメントやまなざしの方向を、ネットワークメンバーではなく治療チームのお互いに向け合うように注意します**。

　治療チームにとって、互いのコメントについて対話をかわすことは、コメントそのものと同じくらい重要なことです。治療チームでかわされる対話を聞くことで、ネットワークメンバーは、自分たちが置かれた状況についてより生き生きとしたイメージを得ることができ、何が起こっているのかが理解しやすくなるのです。

新しい意味を受け入れる余地を広げる

　ネットワークメンバーにとっては、対話の中身がいちばん重要なのはもちろんです。しかし治療チームの最大の関心事は、中身よりも話し方のほうです。したがって、**どんな方法論やルールよりも大切なのは、その瞬間に立ち会うことです**。そこでおこなわれる対話に、呼吸を合わせて参加することです。

　ミーティングのどの回も、かけがえのない一回限りのものです。以前のミーティングで話題となったあらゆる論点が、今この瞬間に新たな意味を獲得します。そこには以前の対話からの名残りもあるにせよ、はじめて経験するような、まったく新しい要素も含まれています。治療チームの仕事は、このような、かつて語られたことのない新しい意味を受け入れる余地を広げていくことなのです。

　ですから治療チームは、早口で話したり結論を急いだりすることがないように気をつけます。紋切り型の答えや、決まりきった治療計画に頼らないように我慢すること。そうすればネットワークメンバーは、自分たちのなかにもともと備わっている心理的資源を活用できるようになってきます。

　状況が共有され、そこに複数の声が加わってくると、これまでにない新たな可能性が生まれてきます。ただし可能性といっても、それが今後の方針につい

ての、ただひとつの明快な答えというわけではありません。それぞれのネットワークメンバーは、それぞれがまったく異なった、ときに正反対でさえあるような状況のもとに生きているため、ひとつの問題に対してもまったく異なった考え方を持っています。

　ある母親と父親、そして彼らの息子がおちいっている危機について考えてみればわかるでしょう。息子には薬物依存の疑いがかかっており、ほとんど精神病のような状態にあります。父親は職場での家族の評判を何よりも気にかけており、母親は息子の健康だけをひたすら心配しているのかもしれません。息子は息子で、「自分には治療など必要ない。両親は頭がおかしいのだから、あいつらこそ治療が必要なんだ」と、苛立って抗議してくるかもしれないのですから。

感情の共有経験

応答が共鳴を準備する

　生身の一個人としてその場面に立ち会い、応答を繰り返していくうちに、治療チームのメンバーは不意に気づくでしょう。その場で表現された感情に、自分自身の感情が共鳴し始めていることに。

　奇妙でぎょっとさせるような精神病患者の話にそうやって応えていくことは、「健康寄りに理解するための会話」を提供することにつながります。そうすることで、苦悩に満ちた精神病者の発話は、患者らが生きている過酷きわまりない生活状況に対する"当然の反応"として理解できるようになります。もちろん理解とは、困難な経験を無視したり矮小化したりするという意味ではありません。

　治療チームのメンバーは、そこで話された苦悩や困難の度合いに共鳴し、反応を返します。ときに治療チームは、ネットワークメンバーが絶望感を表明できるように促すことすらあります。

　これはセラピストが、**患者の経験をポジティブに構築すべく、そうした言葉ば**

かりを見出そうとするような「解決志向型」のアプローチとは対照的な態度です。先の事例でいえば、「いまだ語られざる」経験——イングリッドが受けた暴行事件——についての家族の感情が、イングリッドにとっていちばん大切な人たちの居る場で率直に表現された、ということが重要だったのです。

　チームが治療終結までかかわり続けること、治療に関する決定はすべて話し合いで決めると約束すること、極度に感情的なテーマであっても冷静かつ真摯な態度で検討していくこと、つねに参加者全員に発言を求めていくこと——治療チームはこれら介入プロセスの見通しをはっきり示します。それによってネットワークメンバーは、未解決の難しい問題について話し合う際でも、安心して専門家に頼ってもいいのだということを理解するのです。

身体の記憶が言葉に結実する

〈ネットワーク・セラピー〉がおこなわれ始めた当初から、感情的な経験を分かち合うことの大切さは知られていました［Seikkula et al., 1984; Speck & Attneave, 1973; Van der Velden, et al. 1984］。ネットワークメンバーが危機におちいって助けを求めることや、関係者間でもめごとが起こることさえも、ミーティングを前に進めるエネルギー源となります。治療チームのメンバーが生身の個人として応ずることによって、彼らもまたその場を満たしている感情に心を動かされていることがはっきりと伝わります。

　治療チームは冷静かつていねいに対話を進めていきます。ミーティングでの感情の受容と表出が、十全になされるようにするためです。そんなとき先を急ぎすぎると、頭ではわかっても感情は分かち合えなくなってしまう恐れがあります。

　最もひどいトラウマ記憶は、言葉ではなく身体のレベルに刻み込まれます［Van der Kolk, 1996］。そうした感情を言い表す言葉をつくり出すことは、とても大切なことです。言葉が見つかるまでは、人間関係が持つ力の助けを借りながら、その感情に耐えなくてはなりません。ネットワークメンバーは治療チームに励まされながら、悲しみ、無力感、絶望感といった、つらく苦しい感情に耐え抜

きます。そのためにこそ対話のプロセスが必要とされるのです。

　治療チームは対話を支えていくために、感情がどんなふうに表出されるかに注意を払います。たとえば目に浮かぶ涙、のどの詰まり、姿勢の変化、あるいは顔の表情などです。

　それらは身体が発する多様な声です。ひどくつらい話題を話そうとすると、話が続かなくなるほど身体の緊張が高まることがあります。治療チームはそうした状態に留意しながら、まさにその瞬間の言葉を引き出せるように、いたわりの気持ちをもって対応を進めます。

　症状として身体に刻み込まれていた記憶は、このようにして言葉として結実していくのです。

つらい体験こそ宝である

　経験的には、ミーティングにおいてともに切り抜けた体験が深刻なものであるほど、より望ましい結果が得られるようです。

　ミーティング以前には、ネットワークメンバーは耐えがたいほどつらい状況にずっと苦しみながらも、その問題について話し合うことができずにいました。つまり彼らは、いちばん助けが必要なときに、互いにそっぽを向いていたのです。

　しかし今、彼らはミーティングを通じて、危機がもたらした苦しみや絶望すらも、ともに担っていくことができることに気づきます。同時に、家族として、あるいは親密な仲間としての連帯感を持ちます。

　これらのふたつの力強い感情の流れが、相互に増幅し合いながら、ミーティングの場を満たしていきます。悲痛な感情は、分かち合いと支え合いという強い感覚を活性化してくれます。連帯感によって、悲痛な感覚にいっそう深く入り込むことができるようになり、そのことがさらに連帯感を強くする。ここにはそうした循環があります。

　確実に言えることは、**つらい感情を危険物扱いするのではなく、その場の自由な感情の流れのなかに解放したときにこそ、こわばって縮こまっていたモノローグが**

ダイアローグへと変化を遂げる、ということです。

ミーティングという力

　ネットワークメンバー全員が、それぞれの立場は違えど、危機をもたらすほどの感情的負担を強いる出来事と苦闘し続けています。危機を引き起こしたか、危機に耐えて生き抜いてきたか、あるいはそのいずれも……。このことを忘れてはいけません。

　精神病患者の幻覚には、トラウマ体験が隠喩的な形で取り込まれているものです。たとえ症状が暗示しているトラウマ的出来事が、周囲の人たちにとって理解しがたかったとしても、彼らも実はその同じ出来事に影響を受け続けています。身体レベルでも情緒的に反応しているはずなのです。

　ミーティングは、感情の集団的な相互作用ないし増幅によってもたらされる強いプレッシャー（感情負荷）のもとでなされます。そこが一対一でなされる対話とはまったく違うところです。このようなプレッシャーが、大きな感情的爆発を招いたり、あるいはカタルシス的解消へと至ることも、めったにありません。むしろその現れとしていちばんよくある形は、対話に新しい方向性をもたらすような、ちょっとしたサプライズです。本来、感情のやりとりというものは、まさにその瞬間に生じるものであって、それを別の時間や別の場所に持っていくことはできません。

愛の体験として

　ミーティングの成果は、参加者を身体ごと巻き込んでしまうような包括的な経験のなかにこそあります。問題の説明の仕方とかミーティングの結論とか、そんなところにあるわけではないのです。体系的な手法になじんできた専門家にとって、これは一風変わったやり方に感じられるかもしれません。イングリッドのミーティングのあとで「もっと具体的な結論を」と主張したソーシャルワーカーの批判には、そうした背景があったのでしょう。

　多くのミーティングに参加した経験をじっくりと検討してみた結果、私（セ

イックラ）には次のようなことがわかってきました。**ミーティングにおいて感情プロセスが出現したら、それはモノローグからダイアローグへの移行を示すサインである**、ということです。つまりそのミーティングは、きっと生産的で役に立つものになるだろうというサインなのです。

そのとき参加者の言葉やしぐさは、強い感情の表現へと変わっていきます。それは、当たり前の言葉で言うなら、愛の体験というほかはない感情です。

イングリッドとのミーティングのときのように、その感情はロマンティックというよりもむしろ、家族間に見られるようなもうひとつの愛の感情——すなわち親愛、共感、心配、いたわり、安心感、そして深い心の結びつきなどがないまぜになったような感情です。ひとたびその感覚がミーティングを通じて共有されれば、関係性の生み出す治癒の力が、はっきりと体感されることでしょう。

発達理論のレンズを通して

説明も"ポリフォニック"に

対話主義は、単なるコミュニケーション形式の問題ではありません。それは認識論的立場でもあります［Markova, 1990］。

ミーティングの参加者である私たちの体験は、対話主義的な同調によって、どうしようもなく影響を受けています。その同調が人を敏感にするのです。それは「存在の一回性の出来事」において肉体を与えられた者どうしに起こる特別な瞬間です。

しかし、これらの経験をじっくりと検討し、とりわけ大学の研究仲間にその体験の意味を説明しようとしたときに、私たちは次のことに気がつきました。説明に際しては、現代科学を含む、さまざまなディスクール（言説）から得られるものが多いということです。

私たちが理解するポストモダン理論においては、いかなるタイプのディスクールも使用を禁じられていません。むしろそれは、いかなるディスクールに

対しても、真理の主張を独り占めすることを許さない考え方です。あることを説明しようとして、究極的には相容れないはずの理論どうしを採用することだってありえます。けれども、そうすることで私たちは、ちょうどミーティングでの多声的ディスクールと同じように、ポリフォニックな実践をおこなうわけです。その実践から、また新たな理解が生まれてくるでしょう。

ヴィゴツキーの「発達の最近接領域」

発達心理学者〈レフ・ヴィゴツキー ▼〉[1978; 1934/1986]の思想は、彼の旧ソビエト時代の同胞であるミハイル・バフチンの対話主義的思想と、多くの点で共鳴しています。ヴィゴツキーは言語や思考、心というものの起源は対人関係にこそあり、それが個人が発達していく過程で内面化されていくと提唱しました。

彼はピアジェ[1923/2002]の自己中心性言語を、親言語の内面化の始まりとして再解釈し、ピアジェの個体理論を社会理論へとつくり変えたのです[Bruner, 1985]。

幼児が親と子の両方の役割を演じるとき、自分の行動を実況しながらやりますよね。この多声的な発話がすっかり内面化されると〈内言 ▼〉の土台となるわけですが、それはのちに、行動や感情を制御するための強力な道具となります。

〈発達の最近接領域 ▼〉というヴィゴツキーの概念は、ミーティングにおける感情の流れを治療チームの活動がどのようにサポートしているか、この点を理解するためのよい参照枠となります。

発達の最近接領域とは、新しいスキルを身につけようとがんばっている学生と、すでにスキルを持った教師とのあいだにあるとされる隠喩的な空間のことです。教師はそのスキルをとうにマスターしています。教師は学生の能力を引き出そうとしたり、学生の能力を育むための"足場"として、その自分のスキルを提供しようとします。

このプロセスは、熟練者が学生を一方的に指導するような行為ではありません。それは責任ある立場の人間が、むしろ自分の活動を学習者になじませていくような、相互の協力なのです[Bruner, 1985]。

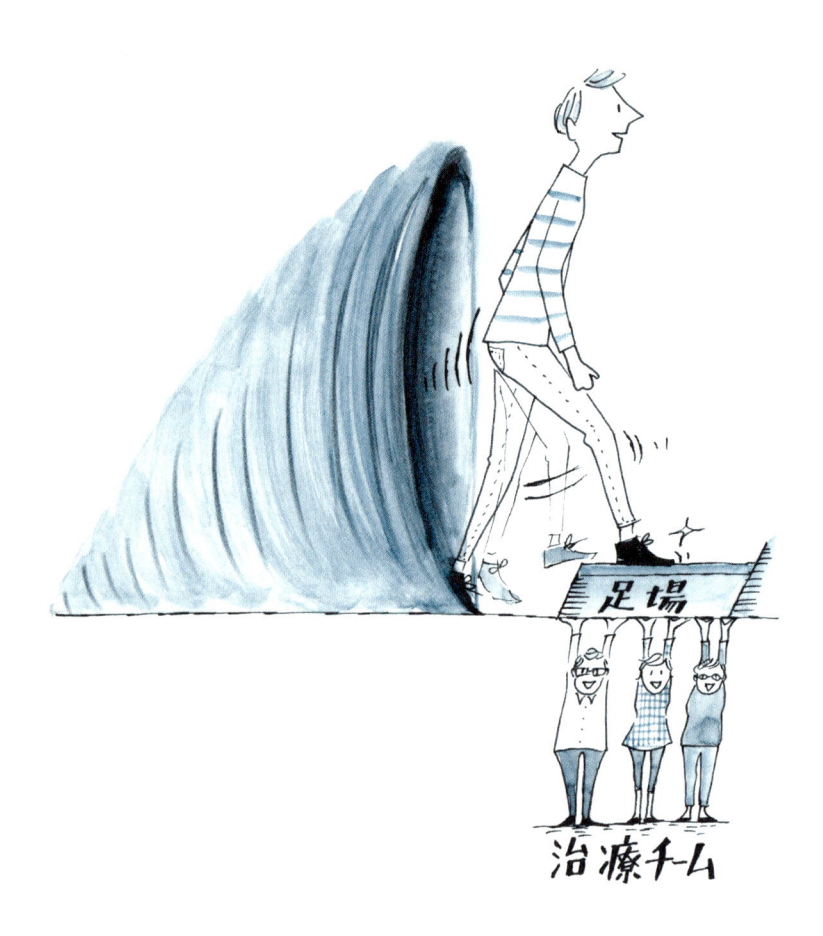

治療チームは最近接領域を設定する

　オープンダイアローグの場合、治療チームがその役割を果たします。彼らは、ミーティングにおける強い感情を制御するすべを知っています。それが治療に安定した枠組みをもたらすようです。ネットワークメンバーはそうした枠組みのなかではじめて、過去の経験のなかでもいちばん深刻な事柄について会話を続けられます。

　治療チームは、その場の感情に心を動かされはするものの、ネットワークメンバーほどには感情に呑み込まれてしまうことはありません。治療チームは、危機の原因となった過去の出来事にかかわりを持っているわけではないので、

それほど感情的に圧倒されずに済むからです。身も心も巻き込まれている関係者ほどには、その場を満たしている激情を共有することはありません。

また治療チームはこれまで、他のさまざまなネットワークの危機についても経験を積んでいるので、目の前にある危機もなんとか乗り越えられるだろうことがわかっています。治療チームが体現している熟練ぶりは、静かな自信と、思いやりに溢れたかかわりの姿勢のなかに醸し出されます。

そのようなチームの存在感は、「どんなにひどい経験であっても語り尽くすことが可能である」ということを示しており、関係者にモノローグの袋小路から抜け出すことができるという安心感を与えます。

心は関係性から生まれる

現代の発達心理学者たちは、人間の脳と身体の構造が発達する際、生後数か月から始まる「対話」こそが根本的な形成プロセスであることを明らかにしてきました。心は関係性から生まれるというヴィゴツキーのアイディアは、ブラーテン［1988, 1992, 1997a, 1997b］、シュルテン［1974］、シーゲル［1999］、トレヴァーセン［1979a, 1979b, 1990, 1992］らによる指摘と共鳴しています。彼らは幼児が、生後まもなくから他者とのあいだに対話的関係を結び始めることを指摘したのです。

幼児は親‐子環境に適合した世界へと参入しますが、そこでは成熟過程全般にわたって、情緒状態の相互調整が身体レベルで発達していきます。まずは対象世界への双方向的な注意、ついで身振りの相互的な注意へ、そして最終的には言語の相互理解へと発達していくのです。

トレヴァーセン［1979a］は親と幼児の注意深い観察によって、人間の対話の経験が生後数週間後から出現することを証明しました。親子は顔の表情や身振り、声の調子などを介して、互いに感情を同調させ合う繊細きわまりないダンスを踊っています。これこそまさに対話です。子どもの行動は大人の情緒状態に影響しますし、大人もまた注意を引いたり、刺激をしたり、なだめたりしながら、子どもの情緒状態に影響を与えます。

シーゲル［1999］は、成熟した大人と未成熟な子どもとのあいだの協力・同

調・共鳴を通じた、相互影響の神経生物学的な複雑性について述べています。大人と子どものあいだでかわされる情緒的な対話は、子どもの神経システムにおいて情緒状態の自己統御能力を形成し、その後の言語獲得に向けた親‐子システムを用意します。対話の領域を拡張していくその能力は、ほとんど無限とも思えるほどです。

応答が基本である理由

　ヴィゴツキー〔1934/1986〕は、人間の心理生活が、社交関係をめぐる活動から始まると主張しました。幼少期には、親の声が子どもの振る舞いを組織化し統御します。声を出して話すことを覚えた子どもは、今度は自分の振る舞いに対する制御力を発達させるわけですが、それは社会的な制御力の萌芽です。

　さらに成熟するにつれて、声をともなう発話は、内言という心理経験として内面化されます。これはやがて、感情や行動を自己制御するための手段となります。子どもがさらに発達していくと、言葉は対象であると同時に、より複雑で高次の精神機能のための手段となり、意味生成の能力を拡大していきます。

　ネットワークメンバーが声を出して話せば、自身の声帯から発せられる言葉によって、自分の語る内容を聞くことができます。治療チームと関係者からの反応が返ってくれば、彼らは自分の言葉が大切なものとして受け入れられたことがわかり、その言葉の意味をあらためてよく考えられるようになるでしょう。

　「いまだ語られざること」〔H. Anderson & Goolishian, 1988〕が話し手と聞き手のあいだの空間に現れるとき、出席者からの応答こそが治癒の経験につながります。話しながら明らかに強く心を動かされている彼らの様子を目にすれば、このことはよくわかります。

　ここで聞き手がすべきことは、よけいな解釈で話の腰を折ったりせずに、相手の話をまるごと受容することです。このような場面で理詰めの説明をすれば、話し手は身構えてしまって、治癒のプロセスが邪魔されてしまいます。

＊

　さて、対話プロセスで何が起こっているかを理解するうえで、こうした発達

心理学のアイディアが役に立つことがわかってきました。

対話のなかで感情の表出を続けていくことがなぜ大切なのかは、発達早期の対話的関係において情動調整し合うことの意義を考えればわかります。この種の情動調整こそが互いの関係性の根幹部分をつくり上げ、やがてそれは、言葉を用いることでさらに複雑になっていく対話プロセスの基礎となるからです。

愛の感情が湧き出すことは、ミーティングにおいて互いの情動調整がうまくいっていることを示す、ひとつの指標となります。情動調整は、オープンダイアローグの活動を支える基本でもあります。とりわけ、新たな共有言語の構築とコミュニティの形成という意味において。

新たな共有言語をつくり出すために

対話のための3つのポイント

ここまで述べてきたように、ネットワークメンバーが使う言葉や、彼らとの対話から生まれてくる新しい言葉を取り入れながら、新たな共有言語がつくり出されます。その営みは、症状や問題行動を、従来にない形で語り出す治療的経験になるでしょう。

ミーティングにおいて治療チームは、ある種の対話文化を育もうとします。それは、それぞれの声を尊重しつつ、すべての声に耳を傾けようとする文化です。こうした目的のために、治療チームには以下のような取り組みが必要となります。

(1) **できるだけ話しやすい雰囲気で、**かつ**苦悩に直面しつつ語れるように、質問の仕方を工夫する。**

具体的には、普通の言葉で話すこと、細かい点を見逃さないこと、参加者からの応答にどんどんコメントしてもらうこと。こうして問題となった出来事についてのポリフォニックな描写を立ち上げます。

（2）**誰の話に対しても、神経を集中しつつ、思いやりを持って耳を傾ける。**

　精神病的発話はもちろん、どんな発話であっても、それを受け入れる余地を残しておきます。病的な妄想や絶望感のもととなった厳しい生活状況が語られたら、それに対するねぎらいの気持ちを示すことを忘れないでください。

（3）**治療チームのメンバーどうしのリフレクティングを導く。その際、ネットワークメンバーの発言に対してだけではなく、その発言に対する治療チームの発言にもコメントをする。**

　この循環的なプロセスは、治療チームやミーティングに参加する専門職のみならず、ネットワークメンバーに対しても、不確実な状況（問題に即時対応ができない、すぐに治療の決断ができないなど）への耐性をつけてくれます。不確実性に耐えるなかで、ネットワークメンバーは、「これからどうすべきか」に対する答えをおのずから見つけるでしょう。その答えを与えてくれるのは、状況を共有することでもたらされる「心理的エネルギー」なのです。

聴かれれば聴くようになる

　治療チームは、患者とその関係者の発言にできるだけ添うような形で会話に参加します。やがて彼らのほうからも、自分たちの言葉を治療チームに添わせてくれるようになるでしょう。そうすることで、彼らも、他者をよりよく理解できるようになります。**人は、自分の言葉がきちんと聴いてもらえていることがわかれば、自身も他者の経験や意見に耳を傾け、関心を持つようになるものです。**

　治療チームとネットワークメンバーは一緒になって、言語を共有するための場を構築します。つまりミーティングとは、ある言葉に特別な含みを持たせることについて、同意をとりつけるための場なのです。対話空間から生み出されるこの言葉には、問題の出来事についての共有体験と、そこに刻み込まれた感情とがおのずと表現されています。

リフレクティングは何をもたらすか

　治療チームのリフレクティングに耳を傾けることで、ネットワークメンバーは、自分が置かれた状況の新しい意味を発見します。

　ブラーテン［1997b］は、神経システムが人間にふたつの他者——外的な「現実的他者」と内的な「仮想的他者」——のあいだをなめらかに行き来することを可能にしていると指摘しました。

　治療チームの言葉に触発されて、ネットワークメンバーは、その場のリアルな他者との会話から一瞬解き放たれて、自分自身の内的な仮想的他者との対話を始めます。かくしてリフレクティブな内的対話がもたらされ、問題となっている状況への新たな理解がここから生まれてきます。さらに、その理解がはっきりと声に出されることで、彼らの対話は未知の可能性のほうへ向かうようになるのです。

ストーリーが書き換えられるとき

　症状というものは、いわば包括的に身体化された経験なのですが、この新たな言語もまた理詰めではなく、同じように身体化された経験から生み出されるものです。**ネットワークメンバーが一体感を感じるようになるとき、いまだ語られざるものにも〈声〉が与えられるのです。**

　かつてそれを試みて手痛い失敗をしている場合、困難な問題を分かち合うことをためらうのは自然なことです。とはいえ、自分自身の経験にしっかり向き合うことで、見えてくるものがあるのも事実です。ミーティングに参加すると、あまり発言しない人ですら、より率直になり、互いにもっと信頼し合えるようになり、困難な課題もなんとかなると思えるようになってきます。

　治療チームとネットワークメンバーが、ミーティングの場に持ち込まれたもろもろの経験をなぞっていくなかで、感情的な経験が共有されます。そうすることで、関係者がふだんから慣れ親しんできた言葉が、新たな理解へと再構成されていきます。

　新たな理解とはすなわち、それぞれの参加者がトラウマに向き合い、自分の

感情をコントロールすることを可能にしてくれるようなストーリーのことです。それまで語られなかった苦悩のストーリーや、はじめて症状が出現したときの文脈を、その新たな言語がしっかりととらえたとき、対話はまさに症状を代償し、それを書き換える力を持つのです。

　ネットワークメンバーは、自身のトラウマ的経験を語るための言語を獲得することで、語られる状況とそこから生まれる感情の双方をコントロールできるようになります。

　イングリッドの場合がそうだったように、このプロセスは強力な効果を発揮します。彼女はその後、4か月間にもわたって、一度もフラッシュバックを起こしませんでした。イングリッドはたった一度のミーティングで、トラウマ的な出来事や長期に及ぶ治療への不満、強い自責の念や相互の帰属感を共有できるようになっていました。

コミュニティの形成へ

　ここまで述べてきたさまざまな回復要因は、コミュニティを形成することにも寄与しています。コミュニティは、強い感情を集団的に共有することで維持・活性化されますが、そこには人間に根源的に備わった関係構築能力もかかわっています。この能力は、相互的な同調のプロセスによって引き出されます。

　共有言語への参加は、コミュニティの一員としてのアイデンティティをはっきりさせてくれます。意味と感情とは、人間の基本的価値観の最も深い部分において交差していますが、この基本的価値観こそが、ミーティングの基盤でもあります。人間の基本的価値観は、どのコミュニティの文化においても、その中核をなすものだからです〔訳注〕。

訳注……意味と感情の結合（交差）が基本的価値観の源であり、その価値観がコミュニティを文化的に規定している。共有言語への参加は、意味と感情の共有を意味しており、それはミーティングがもたらす治療コミュニティの一員であることを示すものでもある。

治癒が起こる瞬間、愛はその指標となる

介入から対話へ、治療から愛へ

オープンダイアローグのミーティングにおける治癒と変化のプロセスは繊細なものです。それは、ともに切り抜けた経験を語るなじみのある言葉のなかに、深く根ざしています。

私たちは彼らの対話をサポートし、もっと感情を自由に表せるよう励まし、治療コミュニティのなかで新しい共有言語の生成を促します。そうすることで、ネットワークそれ自体が、困難な状況を切り抜けて前進していくためのやり方を見つけられるようになるのです。

治療プロセスにおいては、ある種の経験がターニングポイントになることがわかってきました。その経験とは以下のようなものです。分かち合い一体となりつつあるという強い集団感情、あふれ出すような信頼感の表明、感情の身体的な表現、緊張がほどけ身体がくつろいでいく感じ、などです。ちょっと驚くのは、私たち治療者自身が強い感情に巻き込まれてしまうことも、ここに含まれるのです。そのとき私たちは「愛」の瞬間に立ち会っています。

それを「篤い信頼」と呼んだり、もっと中立的な言葉をあてはめる人もいるでしょう。しかし私たちは、ミーティングの重心を「介入」から「対話」へ移す際に、特殊な治療法よりも、人間の基本的価値（たとえば「愛」）を重んずる方向へと歩を進めてきたのでした。

「関係的存在」としての人間

〈マトゥラーナ〉[1978]は「体験可能な唯一の孤独の超克は、他者との合意のうえに成り立つ"現実"、すなわち"愛"を通じて成し遂げられる」と述べています。

ミーティングの際に私たちのなかに生まれる愛の感覚は、決してロマンティックでもエロティックでもありません。愛の感覚とは、意味を共有する世界に参加したことで生ずる、身体レベルの反応のことだからです。その世界は、

お互いに信頼し合う人々と、互いにフェアで包括的な存在である私たちとが協力して生み出されたものです。

　チューディとライヒェルト［2004］の、「ネットワーク・カンファレンシング🔖」という概念は、多くの面でオープンダイアローグのミーティングとよく似ています。彼らの仕事はブーバー［1923/1976］の、〈我 - 汝🔖〉関係を想起させてくれます。ブーバーは、人々が全身全霊で他者と出会い、関係すべきであることを提唱したのです。

　ネットワークメンバーの言葉と感覚にピンポイントで同調することで、人間関係のいちばん基礎的な部分との共鳴が起こります。それは、発達心理学者が生後まもない赤ん坊にも見出すような、本当の意味で相互的かつ対話的な関係です。

　ミーティングにおいて相互に同調し合い、そこから生まれる深い交感に完全に没頭することで、私たちはある感覚にたどりつきます。それは私たちを、共にある関係的な存在として、真の意味で「人間」たらしめてくれるあの感覚です。

REFERENCES

Andersen, T. [1991]. *The reflecting team: Dialogues and dialogues about the dialogues*. New York: Norton.

Anderson, H., & Goolishian, H. [1988]. Human systems as linguistic systems: Preliminary and evolving ideas about the implications for clinical theory. *Family Process, 27*, 371-393.

Attneave, C., & Speck, R. [1974]. Social network intervention in time and space. In A. Jacobs & W. Spradlin (Eds.), *The group as agent of change* (pp.166-186). New York: Behavioral Publications.

Bakhtin, M. [1975]. *Speech genres and other late essays*. Austin: University of Texas Press.

Bakhtin, M. [1984]. *Problems of Dostojevskij's poetics: Theory and history of literature* (Vol. 8). Manchester, England: Manchester University Press.

Bruner, J. [1985]. Vygotsky: A historical and conceptual perspective. In J. Wertsch (Ed.), *Culture, communication and cognition: A Vygotskyan perspective* (pp.21-34). Cambridge, MA: Harvard University Press.

Bråten, S. [1988]. Between dialogical mind and monological reason: Postulating the virtual other. In M. Campanella (Ed.), *Between rationality and cognition* (pp.205-235). Torino, Italy: Albert Meynier.

Bråten, S. [1992]. The virtual other in infants' minds and social feelings. In A.H. Wold (Ed.), *The dialogical alternative: Towards a theory of language and mind*(pp.77-97). Oslo, Norway: Scandinavian University Press.

Bråten, S. [1997a]. Infant learning by participation: The reverse of egocentric observation in autism. In S. Bråten (Ed.), *Intersubjective communication and emotion in early ontogeny* (pp.105-124). Cambridge, England: Cambridge University Press.

Bråten, S. [1997b]. Intersubjective communion and understanding: Development and perturbation. In S. Bråten (Ed.), *Intersubjective communication and emotion in early ontogeny* (pp.372-382). Cambridge, England: Cambridge University Press.

Buber, M. [1976]. *I and thou*. Kaufman, W. (Trans.) New York: Touchstone (Original work published 1923).

Fishbane, M. [1998]. I, thou, and we: A dialogical approach to couples therapy. *Journal of Marital and Family Therapy, 24*, 41-58.

Haarakangas, K. [1997]. Hoitokokouksen äänet. The voices in treatment meeting. A dialogical analysis of the treatment meeting conversations in family-centred psychiatric treatment process in regard to the team activity. English Summary. *Jyväskylä Studies in Education, Psychology and Social Research, 130*, 119-126.

Holquist, M. (Ed.). [1981]. *The dialogic imagination: Four essays by M. M. Bakhtin*. C. Emerson & M. Holquist (Trans.) Austin: University of Texas Press.

Inger, I., & Inger, J. [1994]. *Creating an ethical position in family therapy*. London: Karnac.

Kamya, H., & Trimble, D. [2002]. Response to injury: Toward ethical construction of the other. *Journal of Systemic Therapies, 21*, 19-29.

Kliman, J., & Trimble, D. [1983]. Network therapy. In B. Wolman & G. Stricker (Eds.), *Handbook of family and marital therapy* (pp.277-314). New York: Plenum Press.

Lannamann, J. [1998]. Social construction and materiality: The limits of indeterminacy in therapeutic settings. *Family Process, 37*, 393-413.

Markova, I. [1990]. Introduction. In I. Markova & K. Foppa (Eds.), *Dynamics of dialogue* (pp.1-22). London: Harvester.

Maturana, H. [1978]. The biology of language: The epistemology of reality. In G. Miller & E. Lennenberg (Eds.), *Psychology and biology of language and thought* (pp.27-63). New York: Academic Press.

Pakman, M. [1995]. Therapy in contexts of poverty and ethnic dissonance: Constructivism and social constructionism as methodologies for action. *Journal of Systemic Therapies, 14*, 64-71.

Paré, D., & Lysack, M. [2004]. The willow and the oak: From monologue to dialogue in the scaffolding of therapeutic conversations. *Journal of Systemic Therapies, 23*, 6-20.

Penn, P., & Frankfurt, M. [1994]. Creating a participant text: Writing, multiple voices, narrative multiplicity. *Family Process, 33*, 217-213.

Piaget, J. [2002]. *The language and thought of the child*. Marjorie Gabain & Ruth Gabain (Trans.) New York: Routledge Classics. (Original work published 1923).

Seikkula, J. [2002]. Open Dialogues with good and poor outcomes for psychotic crisis. Examples from families with violence. *Journal of Marital and Family Therapy, 28*, 263-274.

Seikkula, J., Aaltonen, J., Alakare, B., Haarakangas, K., Keränen, J., & Sutela, M. [1995]. Treating psychosis by means of Open Dialogue. In S. Friedman (Ed.), *The reflective team in action: Collaborative practice in family therapy* (pp.62-80). New York: Guilford Press.

Seikkula, J., Alakare, B., & Aaltonen, J. [2001]. Open Dialogue in psychosis II: A comparison of good and poor outcome cases. *Journal of Constructivist Psychology, 14*, 267-284.

Seikkula, J., Alakare, B., Aaltonen, J., Haarakangas, K., Keränen, J., & Lehtinen, K. [in press]. 5 years experiences of first-episode non-affective psychosis in Open Dialogue approach: Treatment principles, follow-up outcomes and two case analyses. *Psychotherapy Research*.

Seikkula, J., Alakare, B., Aaltonen, J., Holma, J., Rasinkangas, A., & Lehtinen, V. [2003]. Open Dialogue approach: Treatment principles and preliminary results of a two-year follow-up on first episode schizophrenia. *Ethical Human Sciences and Services, 5*(3), 163-182.

Seikkula, J., & Olson, M. [2003]. The Open Dialogue approach to acute psychosis: Its poetics and micropolitics. *Family Process, 42*, 403-418.

Shotter, J., & Lannamann, J.W. [2002]. The situation of social constructionism: Its "imprisonment" within the ritual of theory-criticism-and-debate. *Theory and Psychology, 12*, 577-609.

Siegel, D. [1999]. *The developing mind: Toward a neurobiology of interpersonal experience*. New York: Guilford Press.

Speck, R., & Attneave, C. [1973]. *Family networks*. New York: Pantheon.

Stern, D. [1974]. Mother and infant at play: The dyadic interaction involving facial, vocal, and gaze behaviors. In M. Lewis & L. Rosenblum (Eds.), *The effect of the infant on its caregiver* (pp.18-213). New York: Wiley.

Stern, D. [1993]. The role of feelings for an interpersonal self. In U. Neisser (Ed.), *The perceived self:Ecological and interpersonal sources of self-knowledge* (pp.205-215). New York: Cambridge University Press.

Trevarthen, C. [1979a]. Communication and cooperation in early infancy. A description of primary intersubjectivity. In M. Bullowa (Ed.), *Before speech: The beginning of human communication* (pp.321-347). Cambridge, England: Cambridge University Press.

Trevarthen, C. [1979b]. Instincts for human understanding and for cultural cooperation: Their development in infancy. In M. von Cranagh, K. Foppa, W. Lepenies, & D. Ploog (Eds.), *Human ethology* (pp.530-571). Cambridge, England: Cambridge University Press.

Trevarthen, C. [1990]. Signs before speech. In T.A. Seveok & J. Umiker–Sebeok (Eds.), *The semiotic web* (pp.689-755). Amsterdam: Mouton de Gruyter.

Trevarthen, C. [1992]. An infant's motives for speaking and thinking in the culture. In A.H.Wold (Ed.), *The dialogical alternative: Towards a theory of language and mind* (pp.99-137). Oslo, Norway: Scandinavian University Press.

Trimble, D. [1980]. A guide to the network therapies. *Connections, 3*(2), 9-22.

Trimble, D. [2000]. Emotion and voice in network therapy. *Netletter, 7*(1), 10-15, Retrieved July 10, 2004, from http://www.netletter.org.

Trimble, D. [2001]. Making sense in conversations about learning disabilities. *Journal of Marital and Family Therapy, 27*, 473-486.

Tschudi, F., & Reichelt, S. [2004]. Conferencing when therapy is stuck. *Journal of Systemic Therapies, 23*, 38-52.

Van der Kolk, B.A. [1996]. Trauma and memory. In B.A. van der Kolk, A.C. McFarlane, & L.Weisaeth (Eds.), *Traumatic stress: The effects of overwhelming experience on mind, body, and society* (pp.279-302). New York:

Guilford Press.
Van der Velden, E., Halevy-Martini, J., Ruhf, L., & Schoenfeld, P. [1984]. Conceptual issues in network therapy. *International Journal of Family Therapy,* 6, 68-81.
Vološinov, V.N. [1973]. *Marxism and the philosophy of language.* Matejka, L., & Titunik, I.R. (Trans.) Cambridge, MA: Harvard University Press. (Original work published 1929).
Vygotsky, L.S. [1978]. *Mind in society*: The development of higher psychological processes. Cole, M., John-Steiner, V., Scribner, S., & Souberman, E. (Trans. & Eds.). Cambridge, MA: Harvard University Press.
Vygotsky, L.S. [1986]. *Thought and language.* Kozulin, A. (Trans.&Ed.). Cambridge, MA: MIT Press. (Original work published 1934).

用語解説 （五十音順）

ヴィゴツキー　Vygotsky, Lev Semenovich：1896-1934

　旧ソヴィエトの心理学者。幼児の発達研究で大きな貢献を残した。彼の研究によれば、①人間の精神は記号、特に心理的道具としての言語を使用することをその機能としており、②精神発達の過程において、まず人々とのあいだで対話を通して記号使用を学び、そのあとに個人内での言語使用つまり内言が可能になるという順序をたどる(社会的水準から心理的水準へ向かう発達)。

　この研究によって、個人の内面の発達から社会性の獲得へ向かうと考える当時の発達観を覆した。38歳の若さで亡くなったために、研究としては不十分な点が残るとされるが、この点に関して心理学者ジェームズ・ワーチがバフチンの理論で補完できると主張し、ヴィゴツキーとバフチンをつなぐ研究を行っている。この研究がオープンダイアローグに流れ込んでいる。

円環的質問法　circular questioning

　パラツォーリが開発したミラノ派における臨床的な質問法のこと。ベイトソンの円環的認識論にもとづいている。ベイトソンは、ある出来事を原因と結果の因果関係としてとらえる直線的認識論を批判し、複数の要因が円環的に連鎖し、相互に影響し合う円環的認識論を提示した。この円環的認識論を臨床的に取り入れたのが円環的質問法である。

　そこでは、家族の問題について直接的な質問をするかわりに、たとえば家族間の行動の差異を明示する質問や関係性を明示す

る質問をすることで、家族のメンバー間の相互関係を明らかにすることが目指される。家族のメンバーのひとりが抑うつ状態であった場合、なぜその人が抑うつ状態なのかと尋ねるのではなく、どのようなときに抑うつ状態になるのか、そのとき他のメンバーがどのような反応をするのかを尋ねることで、家族間の相互作用が浮かび上がってくるわけである。円環的質問法は、セラピストが面接において中立的な立場を保つための手段でもある。

外在化　externalizing the problem

ナラティブ・セラピーのアプローチのひとつ。人々がおちいっている問題を取り出し、それに名づけるなどして客観化あるいは人格化をおこなう。それによって、問題を分離独立した単位として扱うことが可能となり、その問題を個人の特性や人間関係に内在する特性に還元せずに済むようになる。

マイケル・ホワイトによれば、問題をかかえた人とその家族は「問題の浸み込んだ描写」を「家族の人生における優勢なストーリー」として生きてしまっているため、外在化の作業を通して問題の浸み込んでいない別の新しい見方（オルタナティブ・ストーリー）へと開かれることを目指す。

協働的言語システムアプローチ
collaborative language systems approach

ヒューストンのガルヴェストン研究所を中心に活動したグーリシャンやアンダーソンによって提唱されたアプローチのこと。社会構成主義や解釈学にもとづき、人間のシステムを言葉と意味によってつくり上げられるシステムであるととらえ、対話を通した意味生成を重視した。

言語論的転回　linguistic turn

　社会構成主義の「現実を言語が構成している」という考え方のルーツは、「言語論的転回」と呼ばれる西洋哲学史上における巨大なパラダイムシフトだった。それまで言語は、世界を記述するための透明なメディアにすぎなかった。しかし言語論的転回以降は、言葉が単なる記述のツールではなく、独自に意味を産出しながら現実を構成する手段であるという考え方が一般化したのである。

　言語論的転回のルーツは、19世紀の言語学者ソシュールに遡り、そのアイディアは構造主義およびポスト構造主義の論者によって受け継がれた。すなわち『言葉と物』を著したミシェル・フーコー、人間を言存在と定義したジャック・ラカンとその影響下にあるジュリア・クリステヴァ、脱構築を提唱したジャック・デリダ、フェミニズム理論のジュディス・バトラーらである。

　この考え方は現在も、哲学、思想、社会学、教育学、精神分析、ナラティブ・セラピーなど多方面に大きな影響をもたらし続けている。本文中でも述べたように、オープンダイアローグは社会構成主義に依拠した手法であり、それゆえそのルーツもまた、言語論的転回にあるということができよう。

肯定的意味づけ　positive connotation

　ミラノ派家族療法の実践テクニックのひとつ。問題をかかえているとされる患者の症状だけでなく、家族の他のメンバーの問題行動を、その状況のなかで「意味のあるもの」として肯定的に意味づけることで、家族全体のシステムの枠組みを変えていく手法。現在の状況を問題視している家族は肯定されることに対し困惑し、これが固定化したシステムが再編成されるきっかけとなる。

問題をすべて肯定的に意味づけることによって逆の変化がもたらされる、という点において、肯定的意味づけは逆説的な処方といえる。

システム論的家族療法　systemic family therapy
　家族をひとつのまとまったシステムとみなし、家族のメンバーの相互作用性を重視する立場の家族療法。そこでは、問題をかかえた特定の誰かを探すのではなく、家族メンバー間の相互関係を把握し、そのシステムに変化を生み出すことで個人の問題を解消していくことが目指される。

社会構成主義　social constructionism
　アメリカの社会学者バーガーとルックマンの「現実の社会的構成」を主な源流とする理論的立場。伝統的な客観主義や本質主義に対し、現実は人々のあいだで言語を媒介にして構成されると考える。社会構成主義の主唱者のひとりである心理学者ガーゲンは、社会構成主義的観点から、自己は他者とともに相互につくりあげられるという「関係性のなかの自己」概念を展開し、心理療法などさまざまな実践の場に対して対話の持つ可能性を示唆した。

対抗逆説法　technique of the counterparadox
　家族がかかえる逆説（パラドックス）を利用して、家族がおちいっている悪循環の解消を目指す面接技法のこと。ベイトソンのダブルバインド理論に基づいている。
　たとえば、セラピストが症状の改善や家族行動の変化を求めてやってきた家族に対し、「現状を維持するように」という逆説的なメッセージを送ることで、家族を治療的なダブルバインドの状況に置く。現状を維持するようにと言われた家族は、現

在の家族システムに対して揺らぎを感じるようになり、その揺らぎが家族行動の悪循環を変化させ、家族システムの再組織化につながるとされる。

ダブルバインド　double bind

ベイトソンが統合失調症者家族のコミュニケーションの分析から導き出した概念。例として、母親がその子どもに対して「愛している」と言いながら、子どもを遠ざける態度をとる場面をあげることができる。

ふつう「愛している」というメッセージを発する場合、発話者は相手を受容する立場をとる。このことで相手は、このメッセージは自分を愛していることを意味していると受け取る。しかし、この場面では発話者がそのメッセージに対して、相手を避ける態度をとっているため、相手はこのメッセージをどう受け取っていいのか理解できずに混乱することになる。

要するに聞き手はメッセージ(「愛している」)と、それを解釈するための振る舞いで示されるメタ・メッセージ(「愛していない」)の狭間に落ち込む状態になるが、これが広い意味でダブルバインドと呼ばれる。

談話分析　discourse analytic study / discourse analysis

ディスコースとは「言われたこと」「書かれたこと」。そこに社会的現実がどのように表れ、形成されているかを理解・解釈するための分析方法である。会話分析に比べ、会話の内容や主題よりも、社会的な組織化に焦点が当てられる。分野によって談話分析、言説分析、ディスコース分析などと呼び表せられる。

内言　inner speech

実際には発話されない個人の心のなかでの考えやつぶやきの

こと。重要な点は、個人の内面での発話であっても、その素材である言語を外部から取り入れて使用している限りで、その言葉は社会との関係を維持しているということである。つまり、自身の言葉はなにがしかの経験や社会状況に規定されており、純粋無垢で無規定な言葉は存在しないということである。付け加えれば、個人のなかにもさまざまな立場が認められるため、心のなかでのポリフォニックな対話が可能になる。

ナラティブ・セラピー　　narrative therapy

社会構成主義を理論的背景に、主に家族療法の領域で1990年代以降発展したアプローチ。セラピストとクライアントが共同で「物語としての自己」を構成していく実践であり、「再著述療法」（ホワイト＆エプストン）、「無知のアプローチ」（アンダーソン＆グーリシャン）、「リフレクティング・チーム」（トム・アンデルセン）などに代表される。

問題をその人自身から切り離す「外在化する会話」、ドミナント・ストーリーに見合わない「ユニークな結果」の発見、そしてその人自身が語るそれまでのストーリーとは異なる新しいストーリーに名前をつけるといったプロセスに特徴づけられる。

ナラティブ分析　　narrative analysis

「語られた形式」を持つテクストを解釈するための分析方法。基本的には行為のシークエンスや構造に着目して分析がおこなわれる。言葉が表している内容ではなく、ある出来事がなぜ・どのように語られるかを中心に、ストーリーの宛先、目的、配列の仕方、リソース、別のナラティブとの齟齬や矛盾等が検討される。

ナラティブ分析は、分野や視点によってさまざまに発展しており系統的な整理が難しいが、アメリカの社会学者リースマン

は実際の分析に役立つプラグマティックな整理として、分析手法の4類型（テーマ分析、構造分析、対話／パフォーマンス分析、ヴィジュアル分析）を提示している。

ネットワーク・セラピー　network therapy

　家族の枠を超えて、関係するネットワークメンバー全体を視野に入れて介入する療法。アルコール依存症などでおこなわれる。野口裕二氏（東京学芸大学）によると「ただし、このやり方は関係するメンバー全員を集めると数十人規模になることもあり、たとえ効果があるとしても実施に大変な手間がかかった。オープン・ダイアローグは基本的にこの視点を受け継ぎながらも、「主要な」ネットワークメンバーに限定することで実施しやすくするとともに、人数よりミーティングの継続性に重点を置く」〔野口裕二「ナラティブとオープン・ダイアローグ——アディクションへの示唆」『アディクションと家族』30（2）2015：106. なお本論文は、ナラティブ・アプローチとオープンダイアローグの関係を探るうえで必読の文献と思われる〕。

発達の最近接領域　zone of proximal development

　ひとりでは発揮できないが、他者の導きがあれば発揮できる潜在的な能力の領域のこと。子どもが単独で問題解決ができる状態や能力をその子どもの現時点での「成熟した機能」とし、子どもが他者との共同によって問題解決ができる状態を「成熟しつつある機能」とする場合、それらの機能のあいだの領域を「発達の最近接領域」と呼ぶ。

　オープンダイアローグの文脈では子どもだけでなく、一人ひとりの人間にこの領域を認め、この領域を活性化するための対話実践をおこなっているといえる。

バフチン　Bakhtin, Mikhail Mikhailovich：1895-1975

　ロシアの文芸評論家、言語哲学者。言語現象の原理探究を生涯のテーマとする。言語を発話者個人の内面に帰属させる見方と、言語を個人から自律した抽象的構造体とみなす構造主義という当時の言語学の二大潮流を同時に批判し、社会と集団の観点から言語現象の本質として「対話性」を見出した。ポリフォニーやヘテログロシアなどの概念はこうした文脈から登場したものである。

ベイトソン　Bateson, Gregory：1904-1980

　人類学者からキャリアを始める。バリ島社会のフィールド調査の後、精神病院にてコミュニケーション・メカニズムの研究に取り組み始める。統合失調症への関心から、患者家族のコミュニケーションの仕方を調査し、「ダブルバインド」という現象を発見する。この発見により「家族療法のパイオニア」とも呼ばれる。そのほかに、学習理論やイルカのコミュニケーション、生物進化の仕組みなど、多岐にわたる研究をおこなった。

ヘテログロシア　heteroglossia

　「異言語混交」とも呼ばれる言語現象で、単一言語内で区別されるさまざまな話法の共存状態を指す。たとえば日本語内でも、性別や年齢、社会階層、グループ、グループ内でのポジション、さらには状況によって話し方が異なり、これらが共存し、かつ相互作用している。こうした異言語混交は単なる社会的現象ではなく、個人の内面にも及んでいる。

　この概念の要点は、自分が職場では「上司」や「部下」、家庭では「母」や「妻」として話しているなど、場面ごとに話法の使い分けをおこなっているわけだが、ここには今まで発した

用語解説　189

ことのない新たな立場での発話の可能性が秘められているという点である（たとえば、男性が「女性」として発話するという可能性）。

ポストモダン　postmodernism

　近代的（モダン）な価値観に根拠がなくなった時代を指してポストモダンという。近代的な価値観とは、たとえば「人々がみな理性的になり、真理を求め、社会が進歩し続け、自由が拡大される」といったような信念であり、「大きな物語」と呼ばれるものである。

　西洋的な一元的理想にもとづく進歩主義的歴史観ともいえるが、情報網・交通網の拡大による人と文化の移動、それに伴う価値の多様化、信仰の衰退、第三世界の発展などによって、そうした歴史観は衰退することになった。こうした時代背景のなかから、真理の相対性や構築主義、「現実の社会的構成」などの考えが発達してくることになる。

　本書では、ポストモダンという言葉でデリダやフーコー、リオタールなどのフランス現代思想家たちの考えを指しているようである。

ポリフォニー　polyphony

　バフチンがドストエフスキーの文学作品研究において見出した概念。西洋音楽に由来する概念で、単一の声部からなる「モノフォニー」や主旋律のある「ホモフォニー」に対して、複数の声部が対等に扱われるものが「ポリフォニー」と呼ばれる。

　つまり、ドストエフスキーの場合、主人公の発話がその作品の主旋律になってはおらず、その他の登場人物の発話と対等に扱われている。さらにいえば、登場人物たちにそれぞれ独立した思想や信条が認められるため、作者ですら特別な立場になく、

それらの登場人物たちと対等に扱われることになる。

　要するに対話において中心的な立場を認めないという考えであり、現代的な文脈でいえば専門家中心主義だけでなく、当事者中心主義への批判も内在させているともいえる。

マトゥラーナ　Maturana, Humberto Romesín：1928-

　チリの生物学者。弟子のヴァレラとともに「オートポイエーシス」という考え方を提唱した。オートポイエーシスとは、①システムの構成要素が相互作用する過程の継続が、システムを生成・維持し、かつそのシステムの作動の境界を定める、②そしてシステムが維持されるために構成要素がシステム内で生成される、という考えである。要するに、構成要素がシステムを生み、システムが構成要素を生むことで閉じた円環を形成する現象のことである。この考えが、家族をひとつのシステムとしてとらえるベイトソン由来の家族システム論に導入された。

未完結性　unfinalizability

　ポリフォニーが持つ特徴のひとつ。ドストエフスキーの小説がポリフォニー的な対話から成り立っている限りで、作者には作品の完結を決定することができないという特徴に由来すると思われる。ポリフォニーは、発話者一人ひとりに独立した意識を認めるが、目標を定めて対話を操作する支配的な立場を認めないため、対話はつねに次の対話へと開かれた状態に置かれることになる。

ミラノ派　Milan Associates

　イタリアでパラツォーリを中心に、ボスコロ、チキン、プラタの４名の精神科医によって誕生した家族療法の学派のひとつ。ベイトソンやヘイリーの流れを受けている。リフレクティ

ング・プロセスを生み出したアンデルセンもミラノ派の影響を受けているが、とりわけボスコロとチキンによる「介入よりも面接プロセスそのものを重視する」という面接スタイルからの影響が強くみられる。

リフレクティング　reflecting process

　面接を受けていた者が、「その面接を観察していた者」の会話を逆に観察する、という仕掛け。「観察者を観察する」（リフレクト＝反射）というステップが、直接の面接では得られなかった新たな気づきをもたらす。要するに「自分についての噂話を聞く」という構造である。

　ノルウェーで活動していた精神科医トム・アンデルセンによって生み出されたリフレクティング・プロセスは、その基本的な枠組みをミラノ派の家族療法から引き継いでいる。ミラノ派との違いとしては、チームのリフレクションがクライアントに公開される点、専門家がクライアント抜きで協議をおこなわない点、介入の段階を特別に設けていない点があげられる。これはアンデルセンが専門家からクライアントへの一方的な観察や助言ではなく、両方の立場の相互性を重視したためである。

　クライアントは、観察される立場と観察する立場の両方を経験することとなり、その過程で自分の問題を外在化し、自分自身を客観視する機会を得ることができると考えられている。オープンダイアローグでは、クライアントの目の前で対話に参加している専門職同士がリフレクションをおこなうという形で引き継がれている。

「我-汝」関係　"I-Thou" relationship

　哲学者マルティン・ブーバーの概念。世界についての認識を得るときに、科学的・実証的な知は世界を対象化して（「それ」

として）とらえる方法をとる。ブーバーはこれを「我-それ」関係と呼んだ。しかし精神を備えた存在にこの方法を使うことは相手を疎外することにつながると考え、かかわりのある相手を「それ」としてではなく、ひとりの主観である「汝」として捉える「我-汝」関係を主張した。

　ブーバーによれば、この関係は人間存在の根源的事実であり、対話を通して認識を深めていき、それによって世界もまた開かれていくと考える。このことからブーバーの思想は「対話の哲学」と呼ばれる。

索 引

あ 行

"あいだ" 118,123,127,157
愛（の体験）........71,153,157,167,177
ACT（アクト：包括型地域生活支援）........30
「あなたは私を変えようとしなかった」........42
「あなたを殺しに来る、というわけですね？」
........105
アンデルセン ,T........25,82,191
因幡の白ウサギ........52
「今この瞬間を大切にする」........48
いまだ語られざる経験........165,172
ヴァレラ ,F........54,92,192
ヴィゴツキー ,L.S........28,88,123,169,172,182
ヴィラ 21........15
API プロジェクト........110,130
エビデンス（オープンダイアローグの）........11,16,110
MRI（Mental Research Institute）........67
円環的質問法........92,123,182
応答........37,47,96,143,158,161,164,172
──の欠如........37,138,161
ODAP プロジェクト........130
オートポイエーシス........**53**
"Open Dialogue"（DVD）........10,76
「オープンダイアローグはいつ終わるか」........71
お話療法........33

オルソン ,M........46,78

か 行

解決指向型アプローチ........165
回復と補償の語り........121,128
外在化........86,99,183
仮想的他者........175
家族に感想を聞く........155
家族療法........20,64,84
仮定の問いかけ........44
「ガマの穂」としての言葉........52
川村敏明........62
関係性への注目........49
関係的存在としての人間........177
感情........48,70,151,155
──の共有経験........**164**
神田橋條治........12
聴くこと........96
協働的言語システムアプローチ........88,183
共有言語........38,71,97,101,151,**173**
去勢........57
キングズレイ・ホール........15
「空気」の活用........53
ケアに限りなく近いキュア........23
傾聴........27,32,96,99,120,129,149,151
結論を急がない........94,154,163
ケロプダス病院........16,**59**,87,108

太字は中心的に解説しているページ、**青字**は用語解説のページを示す。

健康寄りに理解する 49,119,164
言語化（病的体験の）.......33,36,120
言語的多様性 37,96
言語論的転回 92,**184**
現実的他者 175
抗精神病薬 110,119,130
肯定的意味づけ 68,86,93,105,**184**
「答えの中へ生きていく」.......94
言葉の力 35
コミュニティの形成 176
コンラート ,K.......34
混乱と硬直の語り 121,128

さ 行

サリヴァン ,H.S.......65
「三度の飯よりミーティング」.......61
シークエンス分析 131
詩学 31,33,38,83,**93**
指示的言語 132,135
システム論的家族療法 14,38,67,83,85, 123, 125,129,**185**
システム論との違い（決別）.......87,97,109, 125
質問の形をした批判 42
「自閉の利用」.......12
下平美智代 59

社会構成主義 33,51,95,126,128,160, **185**
社会ネットワーク 38,**82**,118,122
象徴的言語 132,135
情動調整 173
「診断や介入は逆効果」.......32
心理教育的アプローチ 86,126
心理的連続性 22,90,109
心理療法 10,83
身体性 70,161
身体を持つ 160
スタッフが辞めない職場 60
スタッフ限定のミーティング 22,90
ストーリーの書き換え 175
正常化の言葉 49
精神病的な反応 120
精神分析 17,33,39,52,**56**
精神療法 10,30,33,83,109
セイックラ ,Y.......11,16,19,25,29,47,51,56, 70,74,70,02,153,157,168
制度を使った精神療法 15
専門性 24
ソテリア・プロジェクト 15
存在の一回性の出来事 70,161,168

た 行

ダイアローグ 58,69,132,135,159

索引

対抗逆説法 86,185
対話主義 33,37,88,**95**,99,109,126,160,168
対話の境界領域 37,97
第2世代システム論 53,92
多声性⇒ポリフォニー
脱中心化 129
ダブルバインド理論 28,65,85,108,111,186
談話分析 127,186
聴取のゲーム 96
著者なきゲーム 96
治療チーム 20,37,89,91,96,109,120,**122**,**150**,159,162,170,174
治療のインフラ 23
治療ミーティング⇒ミーティング
デリダ ,J 51,99,191
トーキング・キュア 33
統合失調症 9,13,19,21,31,34,65,110,118,128,130
独特の言い回し 120
「どこから語り始めるか」 122
トラウマ 35,160,165,167,175

な 行

内言 169,172,186
中井久夫 34

ナラティブ・セラピー 29,35,86,183,**187**
──との違い 126
ナラティブ分析 127,**187**
ニーズ適応型アプローチ 29,**84**,88,118
西ラップランド地方 11,77,110,119,130,150
「日本語学校」 62
ネットワーク・セラピー 112,165,**188**
ネットワークメンバー **150**
望ましい対話の条件 69

は 行

発生的了解 49
発達の最近接領域 123,169,**188**
発達理論 **168**
バフチン ,M 29,37,96,157,161,**189**
反精神医学 10,33
費用の問題 21
"開いている" 13
開かれた質問 37,39,47,152
ファシリテーター 24
Family Process 12,67
不確実性への耐性 31,33,40,**93**,99
ベイトソン ,G 28,65,85,111,182,185,189,190,193
べてるの家 **61**
ヘテログロシア 37,96,**189**

暴力についての対話 **136**
「他の説明を試してみませんか？」 **45**
ポストモダン **51**,83,129,168,**190**
ポリフォニー **38**,48,58,**97**,99,**190**
　外的——........48
　内的——........48
ホワイト ,M 86,97,183,187
本人なしでは何も決めない 22,24

ま行

マックラー ,D 10,76
マトゥラーナ ,H 54,92,177,**191**
ミーティング 20,23,31,**43**,47,51,**88**,93,118,**119**,**150**,167
　——の考察 141
　——の進め方 151
　——の事例 99,136,138,153
　——の分析 129
未完結性 158,**191**
ミクロポリティクス 29,83,108
ミラノ派 28,68,83,85,87,99,182,184,**191**
　——との決別 91
無知の姿勢 94
妄想のあいまいな否定 40
妄想の語り 39

「もしお父さんがここにいらしたらどうでしたか？」 43
モノローグ 58,69,132,135,159
問診 142

や行

薬物治療（療法）........10,25,77,82
有益な他者 14

ら行

ラカン派 17,57
ラベリング効果 49
ラ・ボルド精神病院 15
リオタール ,J-F 96,**191**
力動精神医学 57
リフレクティング 25,98,105,124,155,162,175,**192**
　——チーム 25,124,151,107
リルケ ,R.M 94
ルーマン ,N 55
論理的意味づけ 105

わ行

〈我 - 汝〉関係 178,**192**

あ と が き

　2013年の年末からの約1年半というものは、まさにオープンダイアローグに席巻された日々でした。論文や原著を読みあさり、ワークショップに参加し、いくつかの専門誌に寄稿し、トークイベントや学会講演で紹介し、原著の翻訳にとりかかり、外部資金にも応募しました。

　2013年から母校である筑波大学の教員に就任していたことも、偶然とはいえ幸運なことでした。民間病院の勤務医のままでは、こうした活動の展開は、私にはまず無理だったでしょうから。

　とにかく、この画期的な治療を少しでも多くの人に知ってもらいたい。そうした思いで続けてきた活動の、最初の成果が本書です。いちおう私が「著＋訳」となっていますが、私ひとりの力では、これほど短期間に出版にこぎつけられるはずもありません。本書の出版にあたっては、実に多くの方々から有形無形のご協力をいただきました。

　まず、セイックラ教授の論文翻訳に当たっては、ケロプダス病院のレポートを引用させていただいた下平美智代さんと、久野恵理さん、福島円さん、髙井彩名さん、松本実祐さん、櫻井英実さん、古家美穂さん、また医学書院経由で下訳をお願いした番園寛也さん、井芹真紀子さん、川口達也さんのご尽力を多としたいと思います。2番目の論文（"Open Dialogues with Good and Poor Outcomes for Psychotic Crises"）については最初から私が担当しましたが、ほかの2本については、単独ではとても手が回らなかったと思います。

ちなみに、決して英語が堪能というわけではない私が監訳めいた仕事をさせてもらったのは、いちおう物書きとしては 20 年のキャリアがあるため、"超訳"を含め一般向けに「読みやすい文章」を書き慣れていたという以上の理由はありません。

　訳語の統一にあたっては、現在セイックラ教授の最新の著書 *Open Dialogues and Anticipations* を共訳している大阪大学の村上靖彦さんのチームにご協力をいただきました。また巻末の用語解説では、篠塚友香子さん（大阪大学大学院）、野島那津子さん、佐藤桃子さん（以上、大阪大学人間科学研究科）、山森裕毅さん（大阪大学コミュニケーションデザイン・センター）にお世話になりました。

＊

　2014 年 3 月 24 日に開催された医学書院ナーシングカフェ《「オープンダイアローグ」ってなんだ!?》の企画では、はじめて公の場で「オープンダイアローグ」について語る場を与えてもらいましたが、聴衆の数と関心の高さに驚かされました。このとき一緒に講師を務めた向谷地生良さん（北海道医療大学）や石原孝二さん（東京大学大学院）とは、その後もオープンダイアローグを介しての交流が続いています。

　また石原孝二さんは 2015 年 3 月 30 日に、東京大学駒場キャンパスで「オープン・ダイアローグ研究連絡会議」を主催され、この会合でも多くの出会いが生まれました。観光の合間をぬって基調講演をしてくれたカリ・ヴァルターネンさん（精神科医、家族療法士。西

ラップランド地区青年精神科ユニット部長）は、2016年には日本に滞在してオープンダイアローグのワークショップを開催していただけることになりました。

　ナラティブ・セラピーの専門家である野村直樹さん（名古屋市立大学）とはこの会以前から面識がありましたが、その著作はオープンダイアローグを理解するうえで参考になりました。同じくナラティブ・セラピーの第一人者である野口裕二さん（東京学芸大学）の論文も、本書で引用させていただきました。

　リフレクティング・プロセスについては、矢原隆行さん（広島国際大学）の著作や論文を参考にしました。矢原さんもオープンダイアローグの紹介活動を精力的に展開しており、今後どこかで接点を持つ機会があるのではないかと勝手に期待しています。

　片岡豊さん（DSSA：Danish Social Study Association）には、私を含む当研究室の教員を、オープンダイアローグの国際学会とケロプダス病院を見学するという魅力的なツアーに誘っていただきました。デンマーク在住の片岡さんは、ケロプダス病院に限らず、北欧のさまざまな専門家との人脈をお持ちで、日本においてもネットワーク的展開を構想されています。

＊

　2015年4月17〜19日には、台北でセイックラ教授のワークショップが開催されました。私の先輩である田村毅さんは、このワークショップを主催した台湾の家族療法家であるShi-Jiuan Wu博

士とつながりがあり、私を含む3名の筑波大学の精神科医が日本から参加することができました。

　ワークショップではリフレクティング・チームの演習があったり、オープンダイアローグの実演があったりと非常に興味深い内容でした。夕食会でご一緒したセイックラ教授は、解説でも触れたとおり温厚さと控え目なユーモアを兼ね備えた紳士であり、われわれの拙い質問にも懇切丁寧に答えてくれました。なんとなく理屈はわかるが、今ひとつ現場のイメージが湧かないと感じていたオープンダイアローグの全体像についても、このワークショップに参加してからはかなりピントが合ってきたように思います。ちなみにセイックラ教授には、私が大会長をつとめる2017年の日本家族療法学会での基調講演を依頼したところ、快諾していただきました。

　本書のカバー作品は、アーティスト富谷悦子さんによるエッチング作品です。私は彼女の作品のファンで、自宅にも彼女の作品が数点あるのですが、この作品はまさにポリフォニーを視覚化したような傑作で、かなり早い段階から表紙の絵に使わせてもらいたいと考えていました。

　以上、本書にご協力いただいたすべての方々に、心から感謝いたします。

＊

　さて、本書の成立を語るにあたっては、医学書院の編集者、白石正明さんの尽力を抜きには語れません。そもそも原著の翻訳に先

立って、セイックラ教授の主だった論文に解説を加えた入門書をつくろうという提案してきたのが白石さんでした。実はその時点では、まったく別の単行本の企画が進められていたのですが、そちらは後回しにしてでも、という熱意に後押しされて本書の企画は始まったのです。

　またこの時期、私と白石さんは、もうひとつの企画を並行して進めていました。基礎文献の邦訳が一冊もない現状では、この治療法を一般の人が知る機会があまりにも少ない。そこで私たちは、オープンダイアローグの中心人物であるセイックラ教授の著作の翻訳を目論みました。しかし、おりからの注目度アップが原因で、印税前払い金（アドバンス）が高騰しており、ちょっとした争奪戦になってしまいました。残念ながらセイックラ教授の最初の著作は他社に奪われてしまいましたが、医学書院のみなさんのがんばりで2冊目はなんとかゲットできたのでした。

　まあ邦訳が出るなら誰が訳してもよいようなものですが、ここまで入れ込んでしまうとやはり「自分で訳してみたい」という欲が出てくるものなのです。ちなみに最初の翻訳書はまもなく出るようですし、私たちが担当する2冊目も、早ければ年内に刊行される予定です。

　それにしても翻訳がこんなに大変な作業になるとは、当初は予想もしていませんでした。ただ訳すならまだしも、つっかえずに読めるような文体になるまで、白石さんからの指摘を参考に何度も推敲

を繰り返しました。ちなみに翻訳パートにおける小見出しや太字は、元論文にはありません。読みやすさを考えて編集部が適宜入れたものであることをお断りしておきます。イラストや文字色の工夫も同様です。おかげで、原文よりもはるかに読みやすい文献になったのではないかと自負しています。

　本書はある事情から、2015年6月刊行というきわめてタイトなスケジュールで進行していました。翻訳パートまでは医学書院の会議室でカンヅメを繰り返しながらなんとかスケジュール通りに進められたのですが、解説の原稿は完成が遅れてゴールデンウィークにまでずれ込みました。私は原稿を旅先の西表島に持ち込んで、かつてないほど勤勉な連休を過ごした挙げ句、それでも完成できずに5月の第2週に脱稿したのでした。この間ずっと、あわてず騒がず原稿の完成を待ってくれた白石さんに感謝します。

2015年5月23日
水戸市百合が丘町にて　斎藤　環

＊「オープンダイアローグ・ネットワーク・ジャパン Open Dialogue Network Japan」（2015年3月開設）のサイトに、オープンダイアローグに関する情報が集約されているのでご参照ください。
　http://www.opendialogue.jp/

著訳者紹介

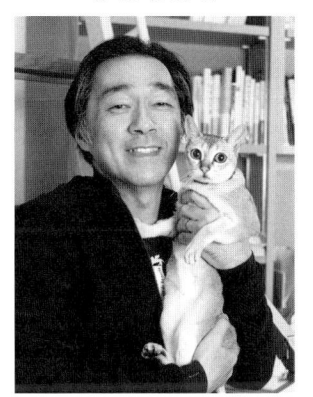

家老芳美撮影 © 朝日新聞社

斎藤 環（さいとう・たまき）

1961年岩手県生まれ。精神科医。筑波大学医学医療系社会精神保健学教授。専門は思春期・青年期の精神病理学。「ひきこもり」の支援・治療・啓蒙活動で知られる。
主な著書に『文脈病　ラカン・ベイトソン・マトゥラーナ』青土社、『社会的ひきこもり』PHP新書、『「社会的うつ病」の治し方』新潮選書、『世界が土曜の夜の夢なら』角川書店（第11回角川財団学芸賞）、『「ひきこもり」救出マニュアル〈実践編〉』ちくま文庫、他多数。監訳書に『開かれた対話と未来　今この瞬間に他者を思いやる』（医学書院）。
與那覇潤氏との共著『心を病んだらいけないの？　うつ病社会の処方箋』新潮選書、で第19回小林秀雄賞を受賞。

オープンダイアローグ これが 決定版!

Open Dialogues and Anticipations
Respecting Otherness in the Present Moment

開かれた対話と未来
今この瞬間に他者を思いやる

ヤーコ・セイックラ＋トム・アーンキル
斎藤 環 監訳

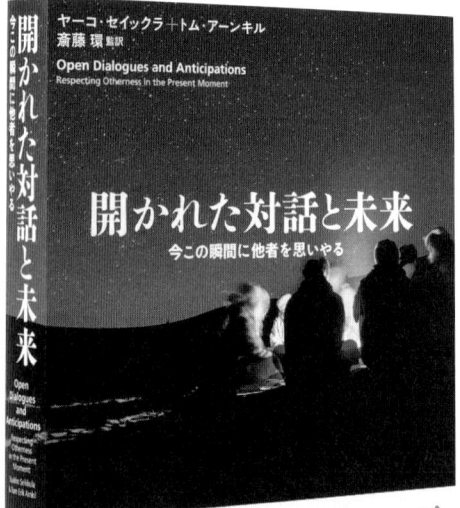

「対話が目的」の対話?「未来を思い出す」対話?——この不思議な設定が、いま対人援助の世界を大きく揺るがせている。**なぜ話を聴くだけでこんなに効果があるのか**、と。
フィンランドの創始者ふたりがオープンダイアローグの謎を解き、具体的方法をわかりやすく紹介した決定版、待望の翻訳! 巻頭には斎藤環氏による**懇切丁寧な日本語版解説**（25頁）、巻末には日本ですぐに使える「**対話実践のガイドライン**」（28頁）を完全収載。

[目次]
日本語版解説
第 1 章　クライアントとともに不確実性のなかに飛び込もう
第 2 章　心配事があるなら早めに対話をしよう
第 3 章　オープンダイアローグ——対話実践への道
第 4 章　未来語りダイアローグ——研究手法の臨床応用
第 5 章　他者との対話において
第 6 章　対話は音楽だ——間主観性
第 7 章　対話における応答の意味
第 8 章　対話実践の文化を広める
第 9 章　対話実践の調査研究
第 10 章　対話的な未来へ
付録　オープンダイアローグ 対話実践のガイドライン

A5　頁376　2019年　定価：本体 2,700 円+税
[ISBN978-4-260-03956-7]

医学書院　〒113-8719　東京都文京区本郷1-28-23　[WEBサイト] http://www.igaku-shoin.co.jp
[販売・PR部]TEL：03-3817-5650　FAX：03-3815-7804　E-mail：sd@igaku-shoin.co.jp